RECHERCHES ET OBSERVATIONS

SUR

LES EAUX THERMALES

DE BAGNOLS-LES-BAINS

(DÉPARTEMENT DE LA LOZÈRE).

Imprimerie de Moquet et comp., rue de la Harpe 90.

RECHERCHES ET OBSERVATIONS

SUR

LES EAUX THERMALES

DE

BAGNOLS-LES-BAINS

PRÈS MENDE (DÉPARTEMENT DE LA LOZÈRE),

PAR M. L. CHEVALIER,

DOCTEUR EN MÉDECINE.

A PARIS,

CHEZ J.-B. BAILLIÈRE,

LIBRAIRE DE L'ACADÉMIE ROYALE DE MÉDECINE,

RUE DE L'ÉCOLE DE MÉDECINE, 17.

A MENDE, CHEZ L'AUTEUR.

1840.

AVANT-PROPOS.

Malgré la faveur toujours croissante dont jouissent les bains de Bagnols (Lozère), on désirait depuis long-temps un ouvrage qui, basé sur de nouvelles observations, pût servir de guide aux baigneurs et de mémoire à consulter aux médecins. J'ai donc porté mon attention sur les différents effets de l'eau thermale de Bagnols, j'en ai fait depuis plusieurs années l'objet d'une étude suivie, j'ai recueilli un grand nombre de faits, et je livre aujourd'hui au public le résultat de mes recherches; heureux, si, par ce faible travail, je puis contribuer à la prospérité d'un établissement qui, grâce aux améliorations et aux embellissements qu'ont fait exécuter ses propriétaires, MM. Borrelli de Serres et Chevalier, est destiné à occuper un rang distingué parmi les thermes les plus célèbres de la France !

RECHERCHES ET OBSERVATIONS

SUR LES

EAUX THERMALES DE BAGNOLS,

PRÈS MENDE (LOZÈRE).

CHAPITRE PREMIER.

ESQUISSE TOPOGRAPHIQUE DE BAGNOLS. — SA POSITION. — DU CLIMAT ET DE SES ENVIRONS. — RESSOURCES QU'ON Y TROUVE.

—

Bagnols est un village placé dans un bas-fond, sur un sol schisteux, au versant septentrional d'une montagne, qui n'est que le prolongement de celle qu'on appelle *Lozère*, et qui donne son nom au département. Il est bâti sur la rive gauche de la rivière du Lot, qui prend sa source à trois lieues de là ; sa situation est à 860 mètres au-dessus de la Méditerranée, à trois lieues de Mende, chef-lieu du département de la Lozère, à quinze du Puy, à vingt-quatre de Nismes, à dix-huit de Rhodèz et à cent quarante de Paris. Cent maisons composent ce village ; quatre cent cinquante habitants en forment la population. En été, la température y est douce et modérée ; on y observe rarement d'excessives chaleurs ; les eaux du Lot qui circulent dans la vallée délicieusement ombragée, et la proximité des montagnes, contribuent à cet état de l'atmosphère : il est bien rare que le thermomètre de Réaumur s'élève à plus de 25 degrés : sa hauteur moyenne en été varie de 16 à 20 : la station moyenne du baromètre est de 25 pouces 6 lignes.

De quelque côté qu'on porte ses regards à Bagnols, ils se heurtent contre des montagnes dont le schiste, qui est la roche primitive, constitue presque à lui seul tout le terrain, ou sert de support dans quelques points au calcaire. Ces montagnes garantissent Bagnols de l'impétuosité des vents ; quelquefois ils y arrivent avec force, à cause de l'accroissement de vitesse qu'ils acquièrent dans les gorges resserrées qu'ils parcourent. Les plus fréquents sont ceux du sud et d'ouest. Le vent d'ouest amène de temps en temps des pluies qui rafraîchissent la température pendant les mois de juillet et d'août.

Ces montagnes présentent des surfaces très étendues et très multipliées ; une belle et vigoureuse végétation recouvre presque partout la vallée de Bagnols. La base des montagnes qui l'encaissent est gazonnée ou couverte de genêts et de serpolet qui répandent une odeur délicieuse. La nature semble s'être plu à y faire naître une foule de plantes diverses : le sol en est couvert; un botaniste peut y faire une ample récolte; presque toutes les espèces médicinales s'y trouvent en abondance. La rivière du Lot serpente dans la vallée féconde en belles prairies qu'ombragent des peupliers, des frênes, des bouleaux, qui, dans les cavités de leurs racines, offrent des retraites à la truite, seule habitante de cette partie de rivière : son cours sinueux est dessiné par deux lignes d'arbres qui laissent voir par intervalles ses eaux limpides coulant sans bruit, et qui en passant fertilisent la vallée.

Parmi les coteaux qui s'élèvent à droite et à gauche, les uns sont couverts tous les ans de céréales dans leurs bas-fonds, tandis que d'innombrables moutons répandent sur d'autres, pendant trois mois de l'année, une activité et une vie dont on se fait difficilement l'idée.

On se promène beaucoup à Bagnols : à la diversité des sites, à l'intérêt de leurs aspects sauvages se joint aussi la nécessité d'un exercice salutaire. Les routes royales, les sentiers taillés dans le roc, les vallées étroites et profondes qui sillonnent la montagne, les bois et les prés, offrent aux baigneurs des promenades variées ; la plus fréquentée porte le nom de *Quai Moreau*, en mémoire du préfet de ce nom qui la fit construire. Elle a une forme circulaire, aboutit à l'établissement des bains, et traverse le pont de Notre-

Dame, où est bâtie une petite chapelle dédiée à sainte Énimie : c'est là que le curé va tous les jeudis dire la messe pour la guérison des malades.

La promenade du *Bout-du-monde* n'est autre chose qu'un sentier étroit, sur la rive gauche du Lot. Elle offre un asile délicieux aux mélancoliques baigneurs : les arbres y forment une voûte profonde ; il y règne souvent un petit vent frais, chargé de l'humidité de la rivière, qui ne permet pas d'y séjourner trop long-temps, surtout le matin et le soir ; le silence qu'on y remarque n'est troublé que par la voix du rossignol.

La vallée, qui est fort resserrée depuis l'origine du Lot jusqu'à Bagnols, s'ouvre du côté de *Chadenet*, et présente une perspective plus étendue. Cet endroit est un but charmant de promenade ; on y rencontre des cultures soignées, et beaucoup d'arbres qui confondent leurs nuances et forment un ensemble gracieux.

La promenade du *vallon de la Bessière* circule au pied d'une montagne, sur le bord de prairies entourées d'arbres, dont les divers feuillages offrent des ombrages magnifiques, et au milieu desquelles serpente le ruisseau qui les arrose. De chaque côté, s'élèvent en amphithéâtre des bois de pin, de chêne, de hêtre et de bouleau. De lourdes masses de rochers schisteux et calcaires s'élancent en aiguilles, se creusent en grottes profondes et viennent opposer leur contraste à la végétation qui les entoure : c'est là qu'on rencontre les fontaines pétrifiantes qui jaillissent du milieu de la montagne : celle qu'on appelle *Combe-Grimal*, coule sur des masses énormes de terres pétrifiées d'où elle se précipite en belle cascade pendant les crues d'eau. Le château du *Villaret*, que certaines personnes ont la curiosité d'aller visiter, est bâti au milieu de cette vallée qui renferme plusieurs variétés minérales et de très beaux filons de fer oxydulé, et du sulfure de fer combiné avec de l'or. Au sud de Bagnols, s'élève la *montagne de la Lozère*, qu'on ne peut gravir qu'après deux heures de marche : du haut du pic de l'Aigle, on découvre à la fois, par une belle matinée, les Pyrénées, les Alpes, la chaîne du Mont d'Or, du Forez, les fertiles plaines du Languedoc et la mer Méditerranée. On voit à peu de distance les montagnes des Cévennes, qui furent pendant long-temps le théâtre de guerres religieuses, où le Gévaudan a joué un si grand rôle : chaque caverne, chaque pic escarpé rappelle encore les scènes dont ils furent le théâtre, et qui ont laissé de si tristes souvenirs.

On trouve à vingt minutes de l'établissement Thermal le village de *Saint-Julien*, dont la vieille église romane, couverte de mousse séculaire, offre un fort joli coup d'œil ; plus loin, au détour d'une montagne, se présentent dans une gorge étroite les ruines du château *du Tournel*, dont les tours élancées dominent un rocher escarpé sur lequel elles reposent. L'intérieur des tours, la chapelle en partie conservée, les oubliettes et surtout l'aspect pittoresque de l'ensemble des ruines font de ce château une de ces promenades qui offrent toujours un nouveau charme. On aime à revoir souvent ces ruines imposantes qui rappellent tant de souvenirs, et cette cascade qui s'élance du haut de la montagne, et vient de chute en chute joindre ses eaux à celles du Lot : c'est dans ce site sauvage qu'on aperçoit un riche filon de fer sulfuré argentifère.

Les habitants de Bagnols sont affables et prévenants : les hommes y sont robustes, les femmes y sont assez fraîches ; mais à peine sont-elles devenues mères que, ne pouvant supporter à la fois leurs travaux pénibles et les devoirs de la maternité, elles perdent prématurément toutes les grâces de la jeunesse, et dans un âge peu avancé leur figure pâle et maigre annonce leur existence pénible et leur misère.

Les communications de Bagnols avec les villes voisines sont très faciles, et parfaitement établies avec les départements voisins ; des chemins en très bon état rendent Bagnols facilement accessible à tout le monde. Pendant la saison des eaux, des diligences y arrivent et en partent tous les jours : il en vient régulièrement de Saint-Étienne, du Puy, de Villefort, de Rhodèz, de Saint-Geniès, Montpellier, Nismes et Clermont-Ferrand. Il y a une ligne de poste de Clermont à Nismes passant par Mende, et une seconde de Lyon à cette dernière ville, qui n'est qu'à trois lieues de Bagnols. Des routes ont été percées par le gouvernement : celle de Mende au pont Saint-Esprit, en suivant les détours de la rivière du Lot, conduit par une pente insensible de Mende à Bagnols en suivant les sites pittoresques de Badarous, Nojaret, où naquit Chaptal, Saint-Hélène et Chadenet. Elle est confectionnée jusqu'à Bagnols : tracée jusqu'à Villefort, elle est destinée à rejoindre la route d'Alais et celle des Vans ; les travaux y sont partout en cours d'exécution.

Les étrangers trouvent en général à Bagnols tout ce qui est convenable à leur état. Les communes voisines fournissent la plus grande partie des provisions qui sont nécessaires. La vie animale y est excellente. Le mouton et le veau y sont de très bonne qualité : la truite du Lot y abonde, le gibier y est délicieux et abondant, surtout après la coupe des blés. Pour ce qui concerne le logement, le pauvre comme le riche peuvent s'y loger au gré de leurs désirs et suivant leur fortune : il y a du logement pour plus de sept cents personnes à la fois:

des améliorations sensibles ont eu lieu dans les hôtels, et l'on s'en propose de nouvelles : plusieurs d'entre eux offrent toutes les conditions de propreté et de commodité désirables. Des pensions à tout prix fournissent à la classe aisée les moyens de régler sa dépense selon ses désirs, tandis que le pauvre peut y vivre à bon marché.

On trouve à Bagnols une source d'eau froide qui est peut-être sans rivale en France : elle fournit une boisson fraîche, légère et agréable ; les étrangers en font leurs délices, et en boivent avec profusion sans inconvénient.

La saison des eaux commence dans le mois de mai et finit dans le mois d'octobre ; c'est dans les mois de juin, juillet et août qu'on y rencontre le plus de monde. Le concours annuel des malades qui s'y rendent est de seize à dix-huit cents personnes environ.

CHAPITRE II.

DE LA SOURCE THERMALE — HISTORIQUE ET ÉTAT ACTUEL DE CET ÉTABLISSEMENT — ORGANISATION DU SERVICE DES BAINS ET DES DOUCHES.— QUALITÉS PHYSIQUES ET CHIMIQUES DE L'EAU THERMALE.

---

§ Ier. De la source thermale.

Les eaux de cette source jaillissent de la roche schisteuse qui sert de base à la montagne qu'on appelle *la Pervenche*, et à l'amphithéâtre formé par le village de Bagnols, au fond du vallon, et sur le bord de la rivière du Lot. La source est telle, qu'il est difficile d'en trouver une autre qui réunisse à un degré aussi éminent les conditions de la chaleur, de l'abondance et des principes minéralisateurs très multipliés. Elle se trouve naturel lement à la température qui convient le mieux pour les bains. Sa chaleur ne varie jamais, soit en hiver, soit en été. Elle a cet avantage sur les sources des Pyrénées, qui, en général, n'ont pas une température assez élevée, ou sont trop chaudes pour pouvoir être employées comme la nature les fournit, et qui ont l'inconvénient de se refroidir quelquefois à cause de l'infiltration qui résulte de la fonte des neiges.

A l'excellence de cette source revient la réputation dont Bagnols a joui dans tous les temps. L'efficacité seule des eaux a attiré les malades. « Les eaux de Bagnols, dit le professeur Alibert dans son *Précis sur les eaux minérales*, pag. 440, sont une richesse inactive; cependant elles peuvent rivaliser avec celles des Pyrénées. La commission des eaux minérales, qui a fait tant de bien en si peu de temps, avait parfaitement senti cette vérité, et tous les hommes éclairés qui ont pris connaissance des lieux portent le même témoignage. »

Pour donner une idée exacte de cette source, il suffit de rapporter le passage d'une notice écrite en 1828 par M. de Valdenuit, alors préfet de la Lozère, insérée dans les *Mémoires de la Société d'agriculture de Mende*, année 1828, page 87. « J'avais été versé dans ma voiture, en allant faire le recrutement, à la fin de novembre 1823 : des suites de fractures me faisaient souffrir des douleurs intolérables, et je me déterminai à aller prendre des douches à Bagnols, malgré les représentations des médecins, qui redoutaient pour moi la rigueur de la saison. Je m'y rendis le 28 décembre, et j'éprouvai bientôt des résultats surprenants. Je fus débarrassé de toute douleur en dix jours.

« Je pris surabondamment des douches, jusqu'au 25 janvier, et pour occuper mes loisirs, je recueillis les traditions sur l'époque de la première construction des bains, et sur la forme qu'ils pouvaient avoir. Je trouvai dans la thèse de M. Bonnel de la Brageresse, médecin, imprimée en 1774, les réflexions les plus judicieuses sur leur usage. Ce fut aussi dans cet ouvrage que je copiai la note suivante :

« Une occasion peut-être unique dans l'espace de plusieurs siècles, se présenta à mon père, en 1764, pour voir l'endroit le plus profond où l'on a pu suivre l'eau dans sa première sortie du fond de la montagne d'où elle tire son origine. Ce fut lorsque M. le comte de Morangiés, qui est seigneur de Bagnols, l'y appela pour le consulter sur des réparations essentielles qu'il voulait faire pour rendre les eaux plus pures et exemptes de toute matière hétérogène, et rendre plus commodes les appartements destinés à l'étuve et au bain. Un éboulement considérable de terrain avait écrasé les arceaux et les voûtes pratiquées anciennement à la première source des eaux. On y trouva une source abondante de plus de trois pouces de diamètre, qui sortait au milieu d'un grand carré de quatre toises, dont trois faces étaient creusées dans le roc; c'était sous une coupole octogone bâtie de pierres énormes et placées au milieu de ce carré, que se trouvait la source, dont l'ouverture était garnie d'un tuyau de plomb, où l'on voyait encore les restes d'une soupape de même métal : le pavé, soit de la coupole, soit du reste du carré, était d'un mastic qui avait deux pieds d'épaisseur, et qui était si ferme que les marteaux les plus durs ne pouvaient y avoir aucune prise. La chaleur de l'eau, à son origine, était la même que celle qu'elle a à l'étuve. Ce grand carré, creusé à trois faces dans le roc, avait la quatrième bâtie en maçonnerie; celle-ci séparait ce premier carré d'une voûte longue au milieu de laquelle était placé un aqueduc de pierre qui conduit l'eau minérale dans une auge située derrière la muraille qui sépare cette voûte des étuves. Cette auge est percée à ses deux extrémités, pour partager l'eau aux deux étuves. »

« M. de la Bragëresse croit que ces constructions avaient été faites par les Romains. C'est un puissant motif pour regretter qu'on n'ait pas fait, à cette époque, le plan et les dessins de ces travaux.

» Comme les piscines, les étuves et les douches qui existent ne présentent aucune ressemblance avec les constructions romaines, je voulus chercher dans le bassin même de la source quelques traces des anciens ouvrages. J'espérais aussi trouver en entier les mucilages dont on voit souvent des parties dans les bains et dans l'eau que boivent les malades.

» Je fis ouvrir le mur qui ferme le bassin au public, et j'entrai avec des flambeaux, en descendant plusieurs marches grossièrement taillées, dans un grand caveau voûté long de neuf mètres, large de deux et haut de deux mètres cinquante centimètres environ. Il fut bâti en schiste, en 1764, par des ouvriers du pays, employés à réparer l'écroulement dont on vient de parler. Il paraît que la voûte de ce caveau a été couverte d'une chape en ciment : car elle n'a pas beaucoup souffert des infiltrations ; elle supporte une grande épaisseur de remblais, et passe sous la voie publique dans la direction du sud-ouest. Au milieu de ce caveau, contre la paroi au midi, est un petit bassin parallélogramme recouvert de pierres plates, et dont les joints sont bien cimentés ; au bout, du côté des étuves, est une ouverture irrégulière de treize pouces sur vingt-deux : elle est fermée par un schiste mobile qui a été descellé lorsque M. le Boullenger, ingénieur en chef, et M. Barbut, médecin inspecteur des eaux, plongèrent un thermomètre dans le bassin pour vérifier la chaleur de la source.

» M. de la Bragaresse dit (page 29) « qu'elle s'élève à 36 degrés Réaumur, à la source ; à 32 dans l'air de la voûte où se trouve cette source, ce qu'on appelle la première étuve ; à 27 degrés dans l'air de la seconde voûte, qui forme une étuve moins chaude ; et à 22 degrés dans l'air de la voûte du bassin, lorsque l'eau y est ramassée, ce qui peut former une troisième étuve ; enfin, que l'eau ramassée sous cette voûte pour le bain n'a perdu que 5 à 6 degrés sur la chaleur de la source. » Il ajoute que le petit filet d'eau, détaché de la source pour les buveurs, qui vient aboutir dans la voûte commune qu'on peut regarder comme le vestibule des six autres, n'a perdu qu'un demi-degré de la chaleur de la source.

» D'après ces détails, il est certain que M. de la Brageresse a mesuré la chaleur de l'eau, seulement au tuyau qui la verse dans la première étuve appelée la grande douche, et qu'il a fait des expériences sur l'air et la vapeur contenus dans cette voûte et celles qui la suivent, qui sont doubles, servant actuellement à séparer les deux sexes dans l'usage des eaux, et donnant, les unes et les autres, dans le vestibule ou voûte commune où était placé le robinet destiné aux buveurs ; car, s'il était descendu dans le caveau qui contient le bassin de la source, il aurait dit que l'entrée était murée, il en aurait décrit la forme et les dimensions, et aurait remarqué la différence entre les travaux de la réparation et ceux dont M. son père avait vu les restes en 1764.

» Il ne reste aucun vestige du grand carré de quatre toises au milieu duquel se trouvait le tuyau de la source, sous une coupole octogone. Il est malheureux que M. de la Bragerese, le père, n'ait pas laissé des notes sur les changements qu'il avait conseillés, ou que M. son fils ne lui ait pas demandé des renseignements positifs sur les réparations faites depuis une époque aussi rapprochée, puisque dix ans s'étaient à peine écoulés. Personne n'aurait pu en parler d'une manière plus satisfaisante.

» Il était impossible de faire des fouilles; je me bornai à des conjectures. Je pensai que des motifs d'économie avaient déterminé sans doute à supprimer des constructions de luxe; qu'on s'était borné à dégager la source de tout encombrement, et qu'on l'avait enfermée dans le petit caveau actuel. Je me préparai à y descendre. Des habitants du village qui m'avaient accompagné cherchaient à me dissuader de cette entreprise, que des préjugés populaires faisaient croire dangereuse. On n'avait jamais ouï dire qu'on eût osé y pénétrer, et on ne se rappelait pas qu'on eût ouvert ce petit bassin avant que M. le Boullenger y eût plongé un thermomètre.

» Je fixai un bougeoir au bout d'un long bâton, et j'introduisis une lumière dans la partie supérieure du bassin remplie d'une vapeur épaisse; la lumière s'affaiblit, mais ne s'éteignit pas tout-à-fait : comme elle n'était point altérée à l'ouverture du bassin, j'attendis que l'air atmosphérique y eût pénétré davantage, et je commençai mes observations.

» Je fus d'abord frappé d'un bruit souterrain prolongé, causé par l'éruption de grosses bulles de gaz qui, s'échappant du sein de la montagne, arrivent et crèvent à la surface de l'eau, qui ne s'élève dans le bassin qu'à cinquante-deux centimètres. Ces éruptions se succèdent à la distance d'une minute ou une minute et demie ; elles durent ordinairement vingt-cinq ou trente secondes; quelquefois une éruption avorte, et celle qui suit dure alors de trente-cinq à quarante-cinq secondes. Je fis descendre la personne qui m'accompagnait, et je descendis moi-même avec précaution, afin de ne pas déranger des objets que j'avais aperçus à travers la vapeur.

» Je vis flotter le long des murs diverses espèces de mucilages ; les uns, très petits, ressemblaient, par la forme et la couleur, à des fleurs de sureau détachées et un peu macérées; les autres, plus larges, et dont quelques-uns avaient de trois à quatre pouces de diamètre, étaient semblables à des morceaux de grosses éponges, à des mucus intestinaux et à la gélatine qui enveloppe les œufs de grenouilles. Je les recueillis avec soin dans un vase rempli d'eau du bassin : les plus petits étaient rassemblés autour d'une substance blanche et friable attachée au mortier de chaux et sable dans les joints qui se trouvaient à fleur d'eau.

» Je vérifiai la forme intérieure du bassin ; les deux extrémités offrent un pan coupé, au sud-ouest, dans le rocher d'où sort la source, et, au nord-ouest, près du tuyau de décharge qui conduit les eaux aux douches ; les grands côtés du bassin et la voûte plate composée de cinq dalles, sont recouverts, à partir de la superficie de l'eau, d'un enduit brun mamelonné de deux lignes ou deux lignes et demie d'épaisseur ; il s'enlève facilement, et laisse voir la pierre qui a été employée : il l'a tellement garantie de l'influence des eaux qu'elle paraît sortir de la main de l'ouvrier. Les murs des grands côtés sont construits en moellons bien taillés, d'appareil de six pouces d'épaisseur. L'extrémité, au sud-ouest, présente le schiste de la montagne ; celle au nord-ouest est en maçonnerie ordinaire, recouverte d'un ciment ou beton, que la chaleur ou la qualité de l'eau ont amolli à un pouce de profondeur, et qui est, à la superficie, comme une pâte liquide et onctueuse. J'en ai pris des échantillons ; ce ciment, hors du bassin de la source, est d'une extrême dureté : je n'ai pu enlever d'éclat qu'en me servant d'un ciseau de fer, et en frappant dessus à grands coups de marteau.

» Je cherchai l'ouverture de la source ; elle est dans le schiste, au bas du pan coupé au sud-ouest, au niveau du fond du bassin. L'orifice est un ovale couché de 25 centimètres sur 30. On ne sent aucun travail de main d'homme, et les petites saillies anguleuses du schiste sont vives. L'intérieur de cette ouverture est inégal, le conduit est horizontal dans la longueur d'un mètre et demi, et plus loin il paraît s'élever. J'y enfonçai d'abord la jambe, ensuite j'y introduisis un bâton armé d'une raclette ; je l'allongeai en le liant à un autre pour racler le fond du conduit aussi loin que possible ; j'amenai des débris de pyrites et des petits fragments de schiste avec quelques mucilages.

» Des morceaux assez gros de schiste et de granit étaient épars dans le milieu du bassin : ils y avaient été jetés à l'époque où MM. Barbut et le Boullanger le firent ouvrir.

» Je portai mon attention sur l'état des murs d'enceinte au-dessous du niveau de l'eau, je fus singulièrement surpris de leur dégradation. Les eaux ont rongé et dissous le calcaire. Du côté de l'ouest, les assises des moellons du fond n'existent plus sur une largeur de près d'un mètre et demi, et dans toute l'épaisseur du mur. Ce vide forme un arc surbaissé. Mes pieds atteignaient un corps solide que je crois être le schiste de la montagne. Du côté du sud, la dégradation n'est pas aussi considérable, mais le vide derrière le mur est plus étendu ; car, avec un bâton de quatre pieds, je ne touchai rien dans plusieurs directions. Le calcaire a été rongé inégalement ; il forme des saillies qui ressemblent à des tronçons de racines grossièrement sculptées, droites ou contournées, suivant que la matière siliceuse, plus ou moins abondante, s'est opposée à l'action de l'eau. J'étais depuis près d'une demi-heure accroupi ou agenouillé et respirant une chaleur concentrée dans cette chaudière à vapeur presque entièrement fermée, longue de 3 mètres sur 1 mètre de large et 1 mètre 13 centimètres de hauteur ; il y aurait eu de l'imprudence, pour la personne qui m'accompagnait et pour moi, de prolonger des recherches que je pouvais continuer le lendemain.

« J'examinai au jour les divers mucilages recueillis, je les séparai dans plusieurs bocaux ; les grands avaient des bords frangés. A l'exception des plus petits, qui étaient d'un assez beau blanc, les autres étaient d'un gris foncé mélangé de nuances sales de jaune ou de vert ; ils se rompaient facilement lorsqu'on ne les enlevait pas avec précaution : placés sur des charbons ardents, ils exhalaient l'odeur de chair brûlée.

» Je descendis de nouveau dans le bassin de la

source pour revoir les formes singulières du calcaire rongé par les eaux; j'en brisai quelques morceaux, je m'assurai que tous les moellons placés sous l'eau avaient été plus ou moins attaqués, et qu'au-dessus ils étaient parfaitement conservés. Cette conservation est due à l'enduit terreux ressemblant à de l'ocre brûlé qui garnit exactement la voûte plate et les murs. Je ne remarquai point cet enduit sur le ciment ou beton ramolli qui se trouve aux deux extrémités du bassin.

» Dans celle au nord, on a enchassé un tuyau de décharge d'environ 4 pouces et demi d'ouverture, à 52 centimètres du fond; il est de fonte, et porte une charnière pour y adapter une grille ou une fermeture; on l'a placée à cette hauteur, afin d'obtenir préalablement plus de chute pour la douche : on aurait perdu ces 52 centimètres, s'il eût été posé, comme l'orifice de la source, au niveau du fond du bassin; il aurait pu d'ailleurs s'encombrer de graviers amenés par les eaux.

» Il y a une grande disproportion entre l'ouverture de ce tuyau et l'orifice de la source; on ne peut savoir si la quantité d'eau qu'elle verse dans le bassin est égale à celle qui coule par le tuyau. Les dégradations considérables des murs latéraux donnent lieu de croire qu'il peut se perdre beaucoup d'eau, et qu'elle se perd depuis très longtemps. Il serait difficile de juger des progrès de la corrosion subie par le calcaire; mais en considérant l'étendue des brèches, il doit y avoir plus de quarante ans que les murs du bassin sont ouverts. Au reste, il serait heureux pour l'établissement qu'on pût compter sur un volume d'eau plus considérable.

» Pendant ma première station dans le bassin, j'avais touché une vase grasse qui avait fixé mon attention. Je trouvai autour et à l'aplomb des murs un dépôt large de 5 à 6 pouces, épais de 2 et demi environ, formé d'une substance onctueuse et difficile à saisir avec la main; j'en recueillis avec précaution, et j'aperçus des fragments de mucilage plus ou moins décomposés, dans une boue grisâtre. Depuis soixante ans, les opérations mystérieuses de cette source n'avaient point été troublées; les mucilages, provenant du sein de la montagne, arrivaient à la surface de l'eau; les bulles de gaz, en crevant, formaient de légères ondulations circulaires dont le mouvement poussait ces mucilages vers les murs et les y retenait; après avoir flotté un laps de temps qu'on ne saurait fixer, ils s'enfonçaient, et en se décomposant ils avaient produit lentement ce dépôt; de temps en temps, quelques-uns, poussés vers le tuyau de décharge, tombent dans l'auge où les eaux se partagent; ils s'y brisent, et les parcelles coulent dans les bains et même dans les verres des buveurs.

» Je mesurai la chaleur à l'orifice de la source avec un thermomètre au mercure, fait par Rochette jeune; elle ne s'éleva qu'à 33 degrés et demi Réaumur; à 32 dans la vapeur du bassin, et seulement à 17 et demi dans l'atmosphère du caveau, à cause de la communication établie avec l'air libre. Le thermomètre à l'esprit de vin, employé par M. Barbut, marquait 35, 34 et 24 degrés. Cette différence doit être attribuée à l'esprit de vin, qui se règle avec moins d'exactitude que le mercure.

» Je désirais connaître exactement la quantité d'eau qui coule de la source dans les bains; je fis préparer dans un tonneau moyen un flotteur bien gradué; je le fis éprouver plusieurs fois, en mesurant litre par litre l'eau dont on le remplissait. Je fis disposer le mur de séparation entre la grande douche et l'étuve, pour amener toute l'eau dans une rigole mobile. Deux hommes, au signal que je donnais, plaçaient le tonneau sous cette rigole, et lorsque les 60 secondes finissaient, je détournais subitement l'eau avec une conduite en ferblanc. Je la dirigeais dans le tonneau avec la même précision pour m'assurer de l'exactitude de l'opération. Six expériences successives donnèrent, dans un ordre différent, le même résultat. La source fournit donc 113 litres par chaque minute. Sur 20 tonneaux mesurés, on a compté sept fois 109, et sept fois 114 litres, ensuite 110, 111, 112, 117,

120 et 124. Il paraît que l'eau suit l'intermittence des bulles de gaz, et que celles-ci, en arrivant au bassin de la source, accélèrent ou retardent son cours.

» Je voulus profiter du moment où je pouvais disposer librement de la grande douche et de l'étuve, pour connaître la direction du tuyau qui y amène l'eau de la source. J'y introduisis avec précaution une perche mince; je sentis, à quelques pieds de l'ouverture, un corps qui faisait résistance; je forçai un peu, et j'éprouvai la même sensation que si le bâton fût entré dans de la neige glacée; à l'instant l'eau coula blanche comme de la chaux fondue; je l'avais dirigée dans la petite douche; j'y courus et j'eus le temps d'en recueillir dans une baignoire. Je trouvai au fond un sédiment blanc, avec des morceaux gros comme des fèves et friables comme du plâtre mort : c'était du soufre pur. Je fis placer des seaux dans l'auge ou petit bassin de distribution, et je brisai de nouveau l'amas formé dans l'intérieur du tuyau. L'eau coula encore blanche; j'obtins d'abord du soufre aussi beau que le premier, ensuite mélangé de mucilages. On aurait pu en ramasser davantage en dirigeant l'eau dans les baignoires, où les parties ténues qui coloraient l'eau se seraient déposées; mais je n'avais pu prévoir ce qui arrivait, et la surprise m'empêcha de prendre ces précautions.

» Le soufre, qui paraissait blanc à la lumière, est, au jour, d'une couleur citrine claire. Je fis ouvrir les tuyaux de bois qui conduisaient l'eau pour les buveurs, afin de savoir s'ils contenaient du soufre; j'en trouvai des traces qui n'étaient pas adhérentes, et qui avaient été déposées par l'eau blanchie qui était entrée.

» Je ne hasarderai aucune conjecture sur la formation des substances que j'ai trouvées dans cette source, je me suis borné à exposer avec exactitude ce que j'ai vu, et je laisse aux savants le soin d'expliquer ces divers phénomènes. »

§ II. Établissement Thermal.

Tout ce qu'on rapporte sur l'origine de l'ancien établissement de Bagnols, et tout ce qu'on y a trouvé ne laisse aucun doute qu'il n'ait été connu dans les temps les plus reculés : d'après une tradition très accréditée, sainte Énimie, fille de Clotaire II, y serait venue par ordre de son père, pour se guérir d'une lèpre qui lui couvrait le visage : ce qui donne une apparence de vérité à cette assertion populaire, c'est que l'église de Bagnols est sous l'invocation de cette sainte, qui est la patronne du village.

Lors de la confection de la route (traverse de

Bagnols), on trouva dans le voisinage de la source thermale une quantité considérable de briques romaines, d'ossements, de fragments de pierre de taille, et un chapiteau corinthien dont les feuilles d'acanthe furent brisées et servirent d'empierrement. Plus tard, on trouva en creusant l'aqueduc des bains particuliers, des urnes sépulcrales, des vases, des médailles, des pièces de monnaies antiques et un béton romain de la plus grande beauté et d'une conservation parfaite, comme la piscine de forme octogone décrite par M. de la Brageresse, qui avait été construite avec un ciment que les marteaux les plus durs ne pouvaient détruire, et dont il existe encore des traces. On ne saurait douter que tout cela n'ait été l'ouvrage de cette puissance romaine qui a laissé de si imposants vestiges partout où elle avait établi sa domination : ce qui vient encore à l'appui de cette vérité, c'est un monument qu'on trouve au village de la Nuejols, à une lieue de Bagnols, dont la structure, qui est encore en assez bon état malgré les ravages du temps, porte la même empreinte de grandeur qui caractérise les monuments que l'on trouve à Nismes et à Arles.

L'ancien établissement était placé au rez-de-chaussée de l'hôtel de la grande auberge qui sert de logement aux personnes qui font usage des eaux : six pièces servant de piscines, d'étuves et douches, recevaient tous les malades : on y communiquait par une porte ouverte sur la place des bains, et par une autre porte établie uniquement pour le service de la grande auberge. Un corridor voûté servait de vestibule pour les bains ; à l'extrémité gauche de ce corridor, était placé un robinet pour le lavage des plaies ; il y en avait un autre pour la boisson entre les deux portes par où l'on arrivait aux piscines : à droite c'était la piscine des hommes, à gauche celle des femmes : les salles des étuves venaient immédiatement après, et n'étaient séparées des piscines que par une porte de communication ; plus loin c'étaient les voûtes des douches, où arrivait l'eau en sortant du bassin dans lequel M. de Valdenuit avait fait ses observations, après avoir traversé le tuyau de décharge où ce préfet avait trouvé une assez grande quantité de matière soufrée. Ce tuyau qui avait quatre mètres de long versait l'eau dans une petite caisse doublée en plomb, où elle se divisait de manière que les trois cinquièmes jaillissaient par trois tuyaux convenablement disposés, et y formaient autant de douches pour les hommes, tandis que les autres deux cinquièmes étaient dirigés dans la division des femmes, et y servaient de douches.

Il y avait aussi un local pour les bains tempérés, avec neuf baignoires, et à côté une douche tempérée.

Les nouveaux propriétaires des eaux thermales, MM. Borelli de Serres et Chevallier, ont senti la nécessité d'accroître et d'embellir un établissement où jusqu'ici l'efficacité seule des eaux attirait les malades, et où l'on n'avait rien fait pour seconder la nature ; aussi les eaux de Bagnols étaient inconnues à cette partie de la société qui tient avant tout au confortable.

Actuellement, un établissement vaste et commode remplace l'ancien. Un aménagement raisonné des différentes sources donne la facilité d'établir une séparation indispensable entre les différentes classes des malades qui fréquentent Bagnols. Chacune de ces divisions comprend deux piscines, deux salles de douches ou étuves fortes et une salle d'attente. Quatre baignoires dans un local commun avec étuve, douches ascendantes et descendantes; vingt-six cabinets particuliers, dont cinq avec douches, deux étuves sèches, quatre bains de jambes et six fontaines complètent le nouvel établissement.

La disposition des tuyaux permet de donner aux malades suivant ce qui leur est ordonné, des bains, des douches, des bains de piscines chauds ou tempérés avec les eaux sulfureuses ou ferrugineuses.

L'on n'a rien épargné pour rendre à ces thermes le rang qui leur appartient parmi les principales eaux, telles que celles de Vichy, Néris, du Mont d'Or, des Pyrénées, etc.

§ III. Propriétés physiques de l'eau thermale.

D'innombrables savants ont vainement cherché à expliquer la chaleur, ainsi que la présence des sels que les eaux minérales renferment. Cette explication est d'autant plus difficile, que ne pouvant pénétrer jusqu'au foyer de cette chaleur, on ne pourra jamais juger avec précision de quel procédé use la nature pour la produire, ni comment elle sature ces eaux de substances salines. Un grand nombre d'hypothèses ont été émises sur les causes de cette chaleur : les uns l'ont attribuée à la décomposition matérielle des pyrites, les autres ont voulu l'expliquer par des réactions électro-chimiques ou par le fluide galvanique ; les résultats obtenus par la perforation des puits artésiens, qui paraissent établir que la chaleur des eaux augmente en raison de leur profondeur, ont fait penser à quelques autres qu'elle était due à l'existence d'un feu central dans l'intérieur de la terre. L'opinion la mieux accréditée, quoiqu'elle n'ait pas plus de certitude que les autres, est que l'origine de cette chaleur provient de foyers volcaniques.

Chaleur des eaux. — Prise à leur point de départ, la chaleur des eaux sulfureuses de Bagnols est de 34 degrés ½ thermomètre Réaumur ou 41 centigrades.

Pesanteur spécifique. — L'aréomètre de Cartier marque 11 degrés à une température de 12 ½ centigrades.

Volume. — Il est de 113 litres par minute. Il ne varie jamais ; il est le même en hiver et en été. L'abondance des pluies et la longueur des sécheresses, qui sont les causes ordinaires de l'augmentation ou de la diminution des sources en général, n'ont jamais d'influence sur ces eaux.

Couleur. — Elle est légèrement opaline au sortir de la source, mais refroidies, les eaux sont transparentes ; gardées pendant plusieurs mois dans des vases fermés ou non fermés, elles se conservent claires et inodores.

Odeur.— Elle est celle d'œufs durcis. Elle varie beaucoup suivant l'état de l'atmosphère ; très sensible lorsque l'air est chargé d'électricité, elle devient moins prononcée dans les temps chauds et lorsque la pression de l'air diminue ; elle est aussi moins sensible à mesure que l'eau se refroidit.

Saveur.—Elle est fade lorsqu'on boit les eaux à leur température naturelle : elles perdent ce goût quand elles sont refroidies, et laissent dans le gosier la sensation d'un liquide légèrement stimulant. Certaines personnes les trouvent d'abord désagréables à boire, mais elles ne tardent pas à les trouver supportables : il y en a qui les boivent avec plaisir.

Dépôts. — Les eaux minérales de Bagnols roulent et laissent précipiter des flocons et de petits filaments du principe glaireux, pseudo-organique dont la plus grande partie est insoluble. L'autre partie qui est dissoute, entraînée par la vapeur, forme sur les parois supérieurs des étuves un sédiment onctueux d'un gris terne. Les chambres et les corridors où les vapeurs pénètrent ont leurs murailles recouvertes de cristaux de sulfate acide de chaux. Tous les objets en fer sont non-seulement corrodés par l'oxidation, mais on y reconnaît le fer à l'état de sulfate : le cuivre, l'argent et l'or y prennent une couleur noire; il suffit d'exposer du mercure pendant une demi-heure à l'eau courante, pour obtenir presque immédiatement du sulfure de mercure noir. Dans l'intérieur de la montagne, près de la naissance de la source, on trouve, dans des fissures du rocher, des cristaux de péroxide de fer, tantôt purs et tantôt mêlés avec des mucilages : on trouve encore dans les tuyaux qui amènent l'eau aux bains un dépôt blanc comme du plâtre mort. C'est du soufre pur, d'après M. de Valdenuit, et, d'après d'autres, un mélange de soufre, de soude et de mucilage.

§ IV. Analyse chimique de la source sulfureuse thermale.

Connaître autant que possible la composition chimique d'une eau minérale, dit Bergman, c'est devancer l'expérience. L'étude chimique des eaux minérales est donc d'une nécessité indispensable; c'est elle qui donne au médecin une première notion de leurs vertus, et au malade une sorte de garantie de moyens auxquels il va se soumettre.

Les eaux de Bagnols ont été examinées par le célèbre Chaptal, né au village de Nojaret, peu distant de l'établissement thermal, et par Anglada, professeur à la faculté de Montpellier; mais c'est à M. Plagnol, inspecteur de l'académie de Nismes (1), et à M. Ossian Henry, chimiste de l'Académie royale de médecine de Paris, que l'on doit l'analyse la plus récente et la plus exacte de la source thermale de Bagnols. Voici les résultats des expériences de M. O. Henry:

(1) *Mémoires de l'Académie royale de médecine*. Paris, 1838, T: VII, pag. 61.

ANALYSE DE M. OSSIAN HENRY.

Eau. — 1 litre.

Acide hydro-sulfurique Azote Acide carbonique	quantité indéterm.
	gr.
Bi-carbonate de chaux	0,0684
— de magnésie	traces
— de soude anhydre.	0,2265
Sulfate de chaux.	0,0148
— de soude anhydre.	0,0890
Chlorure de sodium.	0,1428
— de potassium.	0,0030
Silice, alumine et oxide de fer.	0,0329
Matière organique azotée, soluble et insoluble (glairine).	0,0358
	0,6132

Tout en reconnaissant l'utilité des analyses chimiques, elles ne peuvent cependant suffire au médecin ; il faut encore que l'analyse médicale, c'est-à-dire l'expérience et un grand nombre d'observations cliniques sanctionnent ce que la chimie nous apprend par induction ou par analogie.

CHAPITRE III.

PROPRIÉTÉS MÉDICALES DES EAUX DE BAGNOLS, ET DE LEUR MODE D'ADMINISTRATION.

Les eaux de Bagnols, à raison de leurs principes volatils et des substances salines qui y sont très variées, ont une grande puissance d'action : elles sont stimulantes, résolutives et excessivement sudorifiques.

Elles remplissent une foule d'indications dans un grand nombre de maladies chroniques, où l'économie animale manque souvent d'excitation, et où les propriétés vitales languissent. Elles pénètrent dans la profondeur de l'organisme, dans tous les tissus, et agissent en même temps sur toutes les parties du corps, où elles portent des éléments durables, qui divisent, déplacent et détournent les concentrations vicieuses ; elles poussent du centre à la circonférence, et déterminent une réaction générale et une sorte de révulsion sur les principaux organes dépurateurs. Elles ont quelquefois une action spéciale, dont le plus souvent on ne saurait se rendre compte ; aussi les emploie-t-on dans certaines circonstances parce que l'on sai

3

que, dans des cas analogues, elles ont parfaitement réussi. On les oppose efficacement à toutes les maladies métastatiques occasionnées par la suppression de la transpiration ou de quelque écoulement naturel : on les emploie surtout avec beaucoup de succès dans les diverses maladies de la peau et dans les rhumatismes, etc., etc.

§ Ier. Eaux prises en boisson.

C'est le matin, à jeun, qu'on doit boire les eaux, parce qu'elles agissent alors d'une manière plus immédiate sur l'estomac, qui est dans un état de vacuité. On commence par trois à quatre verres ; on élève ensuite la quantité en passant successivement à six, huit et dix par jour : en général, la plus forte dose est de quatre à huit verres pour les personnes faibles, et de huit à douze pour les gens robustes. On en boit d'abord une verrée, on la répète tous les quarts d'heure ou toutes les demi-heures : cet intervalle doit être rempli par un peu de promenade. Chez les personnes peu susceptibles, dont les organes de la digestion ne présentent d'ailleurs aucune apparence d'irritation, les eaux doivent être prises toutes pures, surtout si les digestions sont pénibles et laborieuses par atonie de l'estomac : on se trouve alors mieux de les faire prendre seules que d'amortir leur activité en les incorporant avec des liquides émollients. Si, au contraire, quelque système d'organes se trouve dans une disposition où il y ait de la susceptibilité, il est bon de les couper dans des proportions plus ou moins grandes de lait, d'eau d'orge, d'eau de poulet, de veau et de différents sirops, suivant les indications et le goût des malades.

Dans la journée, on peut également en boire à distance des repas; ce serait une grande faute que de boire beaucoup à la fois : entre l'usage et l'abus se trouve une ligne de prudence dont il ne faut pas s'écarter, et que le médecin expérimenté sait très bien discerner.

Introduites au sein des viscères abdominaux, les particules minérales des eaux sont mises en rapport avec tous les organes au moyen de la circulation : elles provoquent un surcroît d'activité dans tous les tissus, dans toutes les fonctions et dans toutes les sécrétions, principalement à la transpiration cutanée. Elles tonifient l'estomac et la poitrine; rétablissent les digestions lorsqu'elles sont dérangées ; rendent les urines plus claires et plus abondantes; produisent la diarrhée dans quelques circonstances, mais le plus souvent elles occasionnent une légère et salutaire constipation.

Quand on veut cesser la boisson de ces eaux, il est convenable d'en diminuer chaque jour progressivement la dose, jusqu'à ce qu'on soit arrivé à celle à laquelle on a commencé. La durée la plus commune de ce traitement est de douze à quinze jours, mais plus ou moins selon les différents cas.

§ II. Des eaux transportées.

Les eaux de Bagnols se conservent long-temps sans prendre mauvais goût : l'observation démontre que transportées même fort loin, elles sont quelquefois prises avec beaucoup d'avantage ; il n'est pas même rare de trouver des sujets irritables qui s'en trouvent mieux alors. On ne doit les transporter que dans des bouteilles bien propres, qu'il faut boucher exactement dans le même moment qu'on puise l'eau, avec des bouchons neufs qu'on couvre avec de la cire. Le transport doit se faire autant qu'on peut pendant la nuit, pour prévenir quelque altération par la chaleur; ces eaux transportées peuvent être bues telles qu'on les reçoit, si l'estomac ou la poitrine les supporte bien : mais si on ne peut les digérer ainsi, il convient de les faire chauffer au bain-marie jusqu'au degré qu'elles ont à la source. Au surplus, on doit se conduire en prenant ces eaux transportées, comme si on les buvait au sortir de la source.

§ III. Bains communs ou piscines.

D'après les changements faits à l'établissement

thermal, il existe quatre piscines à température différente : depuis trois heures du matin jusqu'à six, la chaleur de l'eau y est de 32 à 33 degrés R., et depuis six jusqu'à neuf, elle n'est que de 28 à 29 degrés, à raison d'un mélange qu'on y fait d'eau minérale convenablement refroidie par la disposition des tuyaux; le soir, ces mêmes bains sont préparés comme le matin à des températures variées.

En général, les bains de la piscine sont trop stimulants à 33 degrés pour les personnes délicates et irritables : il y a une infinité de malades qui en reçoivent une surexcitation qu'ils ne peuvent supporter au-delà de trois à quatre jours. La température de ces bains à 29 degrés est souvent plus convenable chez certains sujets et amène des guérisons aussi nombreuses, sans irriter les malades.

Le premier effet qu'on éprouve en entrant dans ces piscines, lorsque la chaleur de l'eau y est à 33 degrés, est un serrement à la région de l'estomac; la peau devient rouge et se couvre de sueur, la respiration devient courte et embarrassée, le pouls est plus plein et légèrement accéléré; lorsqu'une sueur abondante se manifeste sur le visage, que la tête devient lourde et qu'on éprouve le besoin de respirer l'air extérieur, on fait sortir le malade du bain; après l'avoir fait essuyer, on le fait remettre au lit aussi promptement que possible, pour ne pas ralentir l'expansion de la sueur, qu'on favorise à l'aide d'un bouillon ou d'un verre d'eau thermale pendant une demi-heure ou une heure. Lorsque l'agitation du sang est presque entièrement dissipée et que le calme est revenu, le malade change de linge, et se lève pour se promener. Ces bains conviennent toutes les fois qu'on veut déterminer une forte et vaste révulsion sur la peau, stimuler vivement le système musculaire, réveiller l'action des principaux organes dépurateurs et donner à la vie plus d'extension et plus de vigueur. On les conseille de préférence aux personnes d'un tempérament lymphatique, difficiles à exciter ou peu sensibles, et à une foule de gens couverts de dartres, de tumeurs scrofuleuses, ou accablés de rhumatismes avec refroidissement de la peau ou avec atrophie des membres. On en défend soigneusement l'usage aux individus nerveux, susceptibles, disposés aux hémorrhagies ou travaillés par des irritations intérieures.

On dispose à ces bains par quelques bains plus tempérés : il est quelquefois très avantageux de ne les faire prendre que de jour à autre; leur durée ne passe pas une demi-heure.

§ IV. Étuves.

La température de l'air de la première salle des

étuves est à 29 degrés, celle de la seconde salle est à 31 degrés et demi; les gaz qu'on y respire n'ont rien de nuisible pour la poitrine, quoique la respiration y devienne plus gênée à cause de la vapeur et du défaut de renouvellement d'air, lorsque toutes les portes sont fermées.

L'eau réduite en vapeur, à raison de la ténuité de ses molécules, pénètre le système tégumentaire d'une manière fort énergique, et n'exerçant aucune compression comme le bain, elle favorise davantage les mouvements du centre à la circonférence; les gaz sont absorbés par les extrémités béantes des vaisseaux inhalants, qui s'ouvrent à la surface de la peau.

Ces bains de vapeur ont une puissance sudorifique incontestable; ils exercent leur énergie sur tous les points de l'économie animale, augmentent le développement de la chaleur vitale et provoquent promptement la sueur; leur durée est subordonnée aux divers cas qui les réclament, quelques personnes y demeurent depuis dix jusqu'à trente minutes, d'autres davantage. Au sortir de là, les malades sont traités comme après le grand bain : on a le plus grand soin de les soustraire à toute espèce de refroidissement pour ne pas arrêter trop subitement le cours de la sueur, qu'il est bon même de favoriser d'une manière particulière sur les endroits du corps où siégent des douleurs.

Le nombre de ces bains est indéterminé; il y a des personnes qui y vont deux fois par jour, mais cette pratique ne convient qu'à des sujets dont l'irritabilité est très obtuse, et qui sont doués d'une santé robuste.

La méthode de faire précéder l'étuve par un bain de 28 degrés est une pratique excellente. La combinaison des étuves et des bains est très souvent efficace : lorsque ces premiers moyens excitent la sensibilité au-delà des limites qu'il ne faut pas dépasser, on leur substitue des bains tempérés; et lorsque leur action paraît se ralentir, on leur associe les grands bains et les fortes douches; ces divers moyens sont variés et changés selon les circonstances extérieures et individuelles.

§ V. Douches.

L'eau thermale alimente les douches par sa chute naturelle : des jets de divers calibres en modifient l'application de plusieurs manières; les ajutages variés et les tuyaux flexibles en cuir permettent de les appliquer commodément à toutes les régions du corps ; il y a trois grandes douches continuelles dans l'appartement destiné pour les hommes; il y en a le même nombre dans celui des femmes : la température de l'air y est à 31 degrés. Dans l'établissement des bains particuliers, il y a quatre cabinets de douches où les malades peuvent se doucher dans leur baignoire après le bain.

On promène la douche tantôt sur toute la surface du corps, tantôt on la dirige loin du siége du mal dans un but révulsif; d'autres fois sur la partie malade, pour opérer une résolution; ce n'est qu'avec la plus grande réserve qu'on la fait tomber sur la tête, lorsqu'il y a à craindre des congestions ou des irritations cérébrales. Elle est employée pour augmenter l'action vitale de la partie où on la dirige; elle appelle à l'extérieur les mouvements organiques, et les transporte des tissus intérieurs sur la peau, où elle y active les fonctions et y appelle la chaleur et la vie.

Le temps que l'on doit y rester est ordinairement de cinq à quinze minutes; mais il varie selon les circonstances. S'agit-il de donner du ton, d'exciter la contractilité musculaire, comme dans le cas d'amaigrissement d'un membre qui est refroidi ou paralysé ? Elle doit être forte et prolongée. Veut-on donner du jeu à une articulation atteinte de fausse ankylose, ou obtenir la résolution d'un engorgement lymphatique? On la répète plusieurs fois par jour. Au contraire, elle doit être douce, graduée et de courte durée, lorsqu'on la dirige sur des parties qu'il faut ménager et sur les régions viscérales.

Le nombre des douches qu'on prend est illimité et subordonné aux besoins. Il arrive très souvent qu'on en abuse et qu'on les fait durer trop longtemps ou tomber de trop haut ; comme elles sont d'une activité remarquable, elles produisent alors une trop grande excitation : on est bientôt obligé de les suspendre, et même de les abandonner tout-à-fait, si le concours des bains tempérés ne parvient pas à en amortir l'effet. Les frictions en secondent puissamment l'action.

Il est des cas qui en contre-indiquent l'emploi et dans lesquels il serait dangereux d'y recourir; c'est lorsqu'on a à craindre quelque rétrocession rhumatismale, arthritique, etc., ou qu'il y a trop d'irritation dans la partie malade.

§ VI. Bains tempérés.

L'établissement thermal contient 26 cabinets destinés aux bains particuliers ; ces bains se prescrivent à une température agréable de 26 à 29 degrés : avant d'en sortir, dans un but d'excitation, on y ajoute peu à peu de l'eau chaude, jusqu'à ce qu'il y ait une légère tendance à la transpiration ; quelquefois c'est le contraire, on laisse graduellement refroidir le bain par l'addition d'un peu d'eau froide.

Les bains tempérés conviennent dans tous les cas

où il faut diminuer la sensibilité générale, et dans toutes les affections qui développent une grande irritabilité; ils apaisent la douleur et l'irritation, assouplissent la peau, la rendent blanche et onctueuse, y augmentent les sécrétions d'une manière douce et ménagée; ils diminuent la force de la circulation et font que le sang arrive plus lentement dans les viscères et les centres nerveux; provoquent des crises modérées et jamais nuisibles, soit par la perspiration cutanée ou par les urines; servent de passage au bain chaud et à l'étuve; tempèrent l'effet de la douche; en les associant avec ces divers moyens, ils les rendent moins fatigants; quelquefois ils ne sont pas assez stimulants, ne produisent pas d'effet, parce que leur action est trop faible : on les met alors à un plus haut degré de calorique. D'autres fois on arrive à une plus grande efficacité en abaissant considérablement leur température, lorsque leur chaleur est disproportionnée à l'état du malade, et qu'elle produit une excitation générale trop vive, directement contraire au résultat qu'on veut obtenir.

La durée de ces bains est ordinairement d'une heure, mais elle est modifiée d'après les circonstances, l'âge, les forces et la nature du mal.

§ VII. Inspiration de la vapeur.

La vapeur pénétrante par sa nature et par sa chaleur, qui s'élève continuellement des eaux, constitue une médication précieuse et salutaire: lancée jusqu'aux dernières ramifications bronchiques, elle produit une sensation douce et agréable dans la poitrine ; elle forme une sorte de bain au poumon, et y introduit des principes volatils capables de modifier les surfaces malades de cet organe si essentiel à la vie.

On en obtient les meilleurs effets dans certaines névralgies faciales, dans les enrouements, dans l'asthme sec, dans les petites toux qui annoncent un commencement de phthisie, et dans une foule de maladies de l'appareil respiratoire, caractérisées par de violentes quintes de toux et par divers troubles anormaux dans la respiration.

On prend ces vapeurs pendant que les piscines se remplissent. On a ménagé aux portes des ouvertures convenablement disposées, pour que la tête puisse y passer et s'y mouvoir facilement.

§ VIII. Action des eaux sur les fonctions sécrétoires.

Les eaux de Bagnols rendent presque toutes les sécrétions plus abondantes.

Sueur. — Les bains chauds des piscines et les

étuves ne manquent jamais de provoquer beaucoup de sueurs. La coïncidence qui a souvent lieu entre l'apparition de cette sécrétion et la cessation de certaines maladies porte à penser que l'efficacité des eaux est liée d'une manière plus prononcée à leur action diaphorétique. Cependant, indépendamment de la sueur, il s'opère d'autres changements qui contribuent aussi à l'amélioration des symptômes : quelque désirable que soit ce résultat, il n'est pas toujours indispensable à la guérison, puisqu'on voit beaucoup de personnes obtenir leur rétablissement par le seul emploi des bains à faible température.

Urines. — Il n'est pas rare de voir les plus heureuses crises s'effectuer par des urines plus copieuses. Les bains chauds et les étuves les rendent plus rares et plus rouges, tandis que, par l'usage de la boisson et des bains tempérés, elles deviennent plus claires et plus abondantes.

Selles. — La diarrhée est quelquefois un phénomène éliminatoire, quoique la constipation soit un effet assez ordinaire de ces eaux : une diarrhée passagère doit être regardée comme salutaire, et l'on ne doit rien faire pour l'arrêter; celle qui est occasionnée par un embarras gastrique, dont les écarts de régine sont souvent la cause, doit être combattue par une diète modérée et de légers laxatifs. Mais on doit faire cesser les eaux, toutes les fois que les déjections alvines se montrent sanguinolentes ou colliquatives.

Expectoration. — L'expectoration est rendue plus facile pour l'usage de la boisson des eaux: les poumons acquièrent plus de force et de tonicité, la toux diminue de fréquence et d'intensité par le retour des sécrétions muqueuses à leur type normal.

§ IX. De la durée du traitement.

La durée du traitement est de quinze à vingt jours. Une infinité de causes tirées de la nature du mal, de l'effet des eaux, de l'âge et de la constitution des malades modifient cette durée. On suspend le traitement ou on le fait cesser tout-à-fait si, pendant sa durée, les malades se plaignent d'un malaise général, de perte d'appétit, de l'agitation pendant les nuits, avec une grande soif et beaucoup de chaleur à la peau. Il n'est pas nécessaire de le prolonger jusqu'à entière guérison; il suffit souvent de mettre en jeu certains mouvements, et la nature, qui n'opère que lentement, rétablit ensuite peu à peu l'harmonie. Parmi les maladies de la même nature, et observées chez des personnes qui se trouvent à peu près dans les mêmes circonstances, les unes résistent pendant un certain temps, tandis qu'il y en a d'autres qui cèdent avec beaucoup de promptitude.

En général, un court espace de temps est loin de suffire, dans la majorité des cas, pour produire un effet salutaire. Dans les affections qui sont anciennes, il faut ordinairement plusieurs saisons.

§ X. De quelques accidents produits par les eaux, et de leur action consécutive.

Pendant la durée du traitement, les malades pâlissent, les muscles perdent momentanément leur énergie. La peau se couvre quelquefois d'éruptions boutonneuses ou érysipélateuses qu'il ne faut pas toujours qualifier d'accidents : ces diverses éruptions sont suscitées par la nature, dans certaines circonstances, pour éliminer au dehors un principe morbifique.

Dans le rhumatisme, l'accroissement de la douleur, qui se manifeste souvent dans les premiers jours qu'on fait usage des eaux, indique ordinairement un travail salutaire, et annonce une rémission prochaine ; cependant, si la tête devient lourde, la peau sèche, le pouls agité, les urines rouges et difficiles, les eaux sont mal administrées ou ne conviennent pas. Leurs effets sont quelquefois d'une rapidité surprenante; mais, le plus souvent, leur action est lente et ne devient manifeste que quelque temps après qu'on en a cessé l'usage. Il est de fait que, lorsqu'on est de retour chez soi, on en éprouve la plus heureuse influence, soit par la continuation des sueurs, soit par le retour du calme dans l'organisme, après la cessation de la stimulation minérale. Il n'est pas rare de voir, après le cours de cette fièvre factice que les eaux ont fait naître dans un but de guérison, la sensibilité et la chaleur se répandre dans des parties qui en étaient privées depuis long-temps; des maladies rhumatismales, dartreuses, etc., s'effacer complétement, ou bien, lorsqu'elles étaient rétrocédées sur des organes internes, revenir à la place qu'elles avaient abandonnée ou sur d'autres parties moins essentielles à la vie; des écoulements de diverse nature arrêtés ou déviés reprendre leur cours naturel, au grand soulagement des viscères compromis; de vieilles affections chroniques passer presque à un état aigu, comme si elles paraissaient pour la première fois, et se terminer ensuite d'elles-mêmes de la manière la plus heureuse.

CHAPITRE IV.

PRÉCAUTIONS A OBSERVER PENDANT L'USAGE DES EAUX.

Les règles hygiéniques qu'on doit suivre lorsqu'on fait usage des eaux de Bagnols sont d'une très grande importance; elles ont une influence directe sur l'action et les résultats que ces eaux produisent.

Air atmosphérique. — On doit se prémunir avec soin contre les transitions du chaud au froid, qui, comme on sait, engendrent beaucoup de maladies, et affectent d'une manière fâcheuse les personnes déjà malades, alors surtout qu'elles prennent des bains. Il est prudent de rentrer chez soi après le coucher du soleil, afin de n'être pas exposé à une suppression de transpiration qui arrête non-seulement l'effet heureux des eaux, mais qui ajoute encore à la maladie dont on veut se délivrer.

Régime. — Au nombre des causes qui assurent mieux le succès des eaux, se trouve une bonne direction imprimée au régime. Les tables de Bagnols sont en général convenablement servies pour des malades. On doit choisir de préférence les bouillons, les gelées végétales, la truite, les viandes de mouton et de veau : les mets fort épicés, les viandes noires, les vins forts contrarient l'effet des eaux; tandis qu'une nourriture tirée principalement du règne végétal est infiniment plus avantageuse.

Exercice. — A la sobriété, il faut joindre l'exercice modéré, soit à pied, soit à cheval; rien n'est plus nuisible que le repos absolu. On doit rechercher avec soin les distractions et les amusements.

Vêtements. — On aura soin de se vêtir chaudement, afin de continuer le mouvement de réaction à la peau. Les tissus de laine maintiennent la chaleur, excitent la peau par des frictions douces et prolongées, préservent de l'humidité et du froid, et mettent à l'abri des impressions atmosphériques : les personnes qui viennent à Bagnols pour des rhumatismes ou autres maladies qu'elles ont contractées en habitant des maisons basses et humides trouvent souvent dans l'usage des eaux une aggravation à leurs maux, parce qu'elles rentrent encore en sueur dans ces mêmes habitations qui les ont rendues malades : leur peau est devenue plus perméable et plus susceptible; la transpiration qui se trouve augmentée par l'effet des bains, cesse tout à coup, et d'une foule de maladies dangereuses qui en résultent, le moindre des maux est toujours l'augmentation de l'affection pour laquelle on était venu réclamer les eaux (1).

(1) Pour de plus longs détails d'hygiène, nous renvoyons aux ouvrages, de M. Ch. Londe, *Nouveaux éléments d'hygiène*, Paris 1832, 2 vol. in-8⁰, C. F. Hufeland, *la Macrobiotique ou l'art de prolonger la vie de l'homme, suivi de conseils sur l'éducation physique des enfants*, trad. de l'allemand, par le docteur Jourdan, Paris, 1838, in-8⁰.

CHAPITRE V.

OBSERVATIONS SUR LES DIVERSES MALADIES CHRONIQUES TRAITÉES PAR LES EAUX DE BAGNOLS.

—

Les observations qui sont ici consignées représentent les divers types d'une foule de maladies chroniques susceptibles d'être combattues avec succès par les eaux minérales de Bagnols; pour ne pas donner trop d'étendue à ce travail, je les rapporte d'une manière fort abrégée, ayant laissé de côté tout ce qui était sans intérêt pour l'étude des eaux, ainsi que toutes les explications inutiles au résultat de leur action : s'il y manque des détails essentiels et importants, je dois dire, pour prévenir tout reproche à cet égard, que je n'ai pu relater que ce que j'ai vu et ce que l'on m'a fait connaître. La manière dont les eaux ont été administrées à la plupart de ces malades dont j'ai suivi et dirigé le traitement, peut être regardée comme une des meilleures et des plus convenables à adopter dans des cas semblables.

§ XV. Rhumatisme musculaire chronique.

1re *Observation.*—M. Gaillard, curé de Chasséradès (Lozère), âgé de cinquante-trois ans, à la suite d'un refroidissement, fut attaqué d'un rhumatisme universel qui le rendit perclus de tous ses membres. Après plusieurs mois de douleurs intolérables, il se fit transporter à Bagnols, où il prit, en 1836, les étuves matin et soir pendant vingt jours : ces remèdes lui procurèrent d'abondantes sueurs, et atténuèrent considérablement les douleurs. En 1837, ce curé revint à Bagnols recommencer une seconde saison et suivre le même mode de traitement, qui eut pour résultat une guérison complète.

2e *Observation*.—Paulet, d'Alais (Gard), âgé de quarante ans, après avoir pris des bains froids, contracta des douleurs qui se manifestaient aux lombes et aux jambes, qui étaient excessivement refroidies. Les eaux de Bagnols, dont il fit usage pendant vingt-quatre jours, en bains, en étuves et en douches, déterminèrent des sueurs copieuses, ramenèrent la chaleur dans les extrémités et dissipèrent toute douleur.

3e *Observation*. — Chauvet, maître maçon d'Alais, âgé de quarante-quatre ans, ayant enduré la pluie pendant une journée entière, fut atteint d'un rhumatisme lombaire qui l'empêcha pendant trois ans de travailler. Il fit usage à Bagnols pendant quinze jours des bains et des douches, qui lui furent si avantageux, que, depuis lors, il n'a plus ressenti de douleur et a été aussi libre de ses mouvements qu'il l'eût jamais été.

4e *Observation.* — Chapdaniel, d'Allenc (Lozère), âgé de quarante six ans, ayant habité long-temps une maison humide, y contracta des douleurs si vives, qu'elles lui avaient ôté l'usage de tous ses membres. Après avoir long-temps souffert, il eut recours aux bains et aux étuves de Bagnols. Après vingt jours de traitement, cet homme, qu'on avait apporté dans un char, s'en retourna chez lui à pied, comme s'il n'avait jamais été malade.

5e *Observation.*—Guérin, Despalion (Aveyron), âgé de trente-six ans, d'une constitution éminemment nerveuse, se rendit à Bagnols pour un rhumatisme qui avait résisté à divers traitements et qui l'obligeait d'avoir recours aux béquilles pour marcher.

Il fit usage pendant les premiers jours des bains de la piscine et des grandes douches. Ce traitement eut l'effet le plus rapide pour aggraver le mal ; il fut suspendu et remplacé par des bains à faible température ; ce nouveau moyen amena en trois jours un changement très avantageux, et fut suivi d'un succès complet : depuis ce moment, ce malade se trouva dégagé et délivré de tous ses maux.

6e *Observation.* — Dussel, du Bourg (Gard),

âgé de trente-trois ans, affecté de rhumatisme chronique avec froid et atrophie des deux jambes, avait pris à Bagnols, pendant deux années, des bains tempérés qui ne l'avaient soulagé que faiblement. A la troisième année, ayant employé les bains de la piscine associés aux étuves et aux grandes douches, il obtint la cessation complète de ses douleurs et le retour de ses membres à leur chaleur et à leur volume naturel.

7ᵉ *Observation.* — Lucie Bonnicel, d'Allenc (Lozère), âgée de dix-huit ans, à la suite d'un refroidissement, fut prise d'une violente douleur lombaire accompagnée d'un froid glacial et d'immobilité dans les extrémités inférieures. Deux mois après cet accident, elle prit à Bagnols, pendant vingt jours, des bains tempérés qui ne firent pas avancer la guérison. Elle se reposa pendant huit jours, et continua ensuite ses remèdes par l'administration des bains de la piscine et des grandes douches, qui lui restituèrent presque subitement la faculté de pouvoir marcher comme avant d'être malade.

8ᵉ *Observation.* — Nouet, des Laubiers (Lozère), âgé de quarante-cinq ans, vint à Bagnols, en 1835, pour un rhumatisme vague, qui ne cessait de le faire souffrir. Il prit des bains de la piscine et des douches pendant vingt jours, sans remarquer la moindre diminution dans ses douleurs.

De retour chez lui, il continua à transpirer, comme pendant qu'il était aux eaux ; peu à peu les douleurs se calmèrent et ne se firent sentir que de temps en temps et faiblement : cet homme retourna à Bagnols l'année d'après ; cette seconde saison acheva sa guérison.

9e *Observation.* — Marie Gaillard, de Mende, âgée de vingt-six ans, avait la jambe à demi fléchie sur la cuisse, et dans un état d'atrophie et de froid, par suite d'un rhumatisme qui la faisait cruellement souffrir. Elle usa pendant trois semaines des grands bains et des douches de Bagnols, sans autre résultat que le retour d'un peu de chaleur au membre et un peu plus de liberté dans l'exécution des mouvements. L'année suivante, par l'effet des mêmes remèdes, la jambe revint à sa chaleur, à son volume et à sa longueur naturels, comme dans le meilleur état de santé.

10e *Observation.* — M. Haond, géomètre de Martial (Ardèche), avait eu dans sa vie plusieurs atteintes de rhumatisme et de goutte. Il éprouvait depuis plusieurs années une douleur à l'estomac, lorsque tout-à-coup, sans cause connue, elle se déplaça et se fixa à la jambe droite. Ce malade se rendit à Bagnols en 1838, malgré l'avis de plusieurs médecins qui redoutaient pour lui le déplacement de la douleur et son retour vers le centre épigastrique. Les douches lui ayant été interdites, il se borna à prendre des bains et des étuves qui le mirent dans le meilleur état possible.

11e *Observation.* — Barriol, du Cros (Ardèche), âgé de soixante ans, vint à Bagnols, en 1826, pour des douleurs ostéocopes qui dataient depuis vingt-quatre ans. Les eaux dont il fit usage pendant un mois, tant en bains qu'en douches, n'apportèrent aucune amélioration à son état.

12e *Observation.* — La femme Salenson, du Villaret, commune d'Allenc (Lozère), âgée de cinquante-huit ans, était accablée depuis environ seize ans de douleurs qui se faisaient principalement sentir sur le trajet du rachis, où s'étaient formées un grand nombre de gibbosités. Elle essaya pendant deux fois les eaux de Bagnols, sans en retirer aucun effet sensible.

Réflexions. — Les eaux de Bagnols dissipent avec la plus grande promptitude le rhumatisme qui tient à des causes de refroidissement, lorsqu'il est récent et exempt de complications (Observations 1re, 2e, 3e et 4e). Les personnes atteintes de rhumatisme avec refroidissement de la peau ou atrophie d'un membre, qui prennent des douches et des étuves, ou qui se baignent dans les piscines, en guérissent mieux et plus vite que dans les bains particuliers (Observations 6e et 7e). Cette circonstance importante tient à la température très élevée des étuves et des piscines, et à ce que les principes minéralisateurs y sont mieux conservés : on conçoit qu'une atmosphère très chaude et chargée d'une épaisse vapeur est très apte à produire une forte stimulation, à exciter vivement la peau et à provoquer des sueurs abondantes. Cependant ce genre de médication est loin de convenir à tous les rhumatisants : le sujet de la troisième observation en recevait une fâcheuse impression; les bains tempérés, plus appropriés à son tempérament irritable, eurent le résultat le plus heureux pour son rétablissement.

Le bienfait des eaux ne fut pas immédiat chez les n°s 8 et 9; le rhumatisme ne commença à diminuer que quelques mois après l'usage des bains; il fut même nécessaire d'y avoir recours plusieurs fois pour achever de le dissiper. Que serait-il arrivé au malade dont il est parlé dans la dixième observation, si l'on avait dirigé la grande douche sur le siége de sa douleur ? La maladie dont il était atteint, étant mobile de sa nature, n'aurait pas manqué de quitter la jambe et de retourner à l'estomac où elle était primitivement. Les eaux n'eurent aucune action chez le sujet n° 11, qui était réduit à un état de cachexie rhumatismale. Il en fut de même pour le n° 12, chez lequel le rhumatisme avait concentré sa funeste activité sur la colonne épinière et avait altéré si profondément les tissus, qu'ils ne pouvaient plus être ramenés à leur état normal.

§ XVI. Rhumatisme articulaire (goutteux) chronique.

13ᵉ *Observation.*—Bories, de Marvejols (Lozère), était, depuis plusieurs mois, perclus de tous ses membres par un rhumatisme articulaire chronique. Transporté à Bagnols, il met de côté les béquilles après avoir pris une étuve ; en quatorze jours il obtint une guérison qui ne s'est pas démentie.

14ᵉ *Observation.* — Tourrens, de Saugues (Haute-Loire), après quatre mois d'un rhumatisme articulaire chronique, qui l'avait retenu au lit, fut transporté à Bagnols, en 1834. Immédiatement après la première étuve qu'il y prit le lendemain de son arrivée, il quitta ses béquilles, étant assez dégagé pour pouvoir marcher librement. Toute trace de cette maladie fut entièrement dissipée après la vingtième étuve.

13ᵉ *Observation.* — Brousse, de Marvejols, était atteint depuis dix-huit mois d'un rhumatisme accompagné de douleur et de gonflement dans les articulations des doigts et des orteils. Après la troisième étuve qu'il prit à Bagnols, la douleur et le gonflement articulaire avaient presque entièrement cessé ; il se trouva entièrement rétabli avant son départ des eaux où il passa quatorze jours.

16e *Observation.* — Jaibesse, curé de Saint-Privat (Lozère), fut conduit à Bagnols pour des douleurs articulaires dont il souffrait depuis quatorze mois; les genoux, les poignets et les coudes étaient gonflés, sans être douloureux au toucher. Ce curé, qui avait perdu la faculté de marcher, la recouvra dans moins de huit jours par l'emploi des étuves qu'il prit pendant seize jours matin et soir.

17e *Observation.* — Creix, traiteur à Nismes, avait depuis dix mois un rhumatisme articulaire qui lui ôtait l'usage de ses membres. Il fut soumis à Bagnols pendant un mois à l'usage des étuves, qui amendèrent graduellement les symptômes. A son retour chez lui, il marchait sans trop de difficulté; il ne lui restait plus que quelques vestiges de douleurs articulaires.

18e *Observation.* — Paquet, de Salers (Cantal), était affecté d'un rhumatisme articulaire chronique accompagné de douleurs et de tuméfaction dans les petites articulations des pieds et des mains. Quand il arriva à Bagnols, il était depuis neuf mois dans l'impuissance de pouvoir exécuter le moindre mouvement; il fallait qu'on le servît comme un enfant. Le premier jour du traitement il prit un bain dans la piscine, et une douche qu'il promena sur toutes les articulations. Le lendemain, les douleurs furent très vives et les jointures beaucoup plus grosses. On pratiqua une saignée qui modéra cet état de souffrance qui continua encore pendant huit jours. A cette époque, ce malade ayant été soumis aux étuves, il en résulta des sueurs extrêmement copieuses; en même temps les douleurs diminuèrent, les mouvements des membres devinrent de plus en plus étendus, et les articulations se désenflèrent.

19e *Observation.* — Mathé, des Matelles (Hérault), était pris depuis huit mois d'un rhumatisme avec augmentation considérable du volume des articulations des mains et des genoux, et avec des douleurs excessivement vives. Arrivé à Bagnols, il commença son traitement par les bains de la piscine et les grandes douches; ces remèdes augmentèrent presque aussitôt le gonflement des articulations et la violence des douleurs. Lorsque le calme fut revenu, après six jours de repos, ce malade fit usage des étuves, qui eurent pour résultat de faire disparaître dans moins d'un mois les douleurs et les gonflements articulaires, et d'amener une guérison complète.

20e *Observation.* — Jornier, de Nismes, affecté d'une arthrite chronique avec douleur et déformation des articulations, avait fait usage pendant trois années des étuves de Bagnols, et n'en avait obtenu qu'une faible amélioration dans les douleurs et la déformation des articulations malades. A la quatrième année, il fut mis à l'usage des bains de la piscine et des grandes douches, qui enlevèrent les douleurs et rendirent les articulations moins gênées et peu difformes.

21e *Observation.* — Barnet, d'Alais, était souffrant depuis plusieurs années d'un rhumatisme qui lui avait déformé toutes les petites articulations des membres. Les étuves de Bagnols, qu'il avait prises pendant deux années, l'avaient beaucoup soulagé, mais non pas guéri. Étant retourné aux eaux pour la troisième fois, les bains de la piscine et les grandes douches lui furent administrés pendant vingt-quatre jours qui suffirent pour lui procurer une guérison parfaite.

22e *Observation.* — Simond, de Lunel, âgé de 55 ans, était atteint d'un rhumatisme avec augmentation de volume et rigidité de toutes les articulations des pieds et des mains. Cette affection, qui remontait à plusieurs années de date, n'avait pas été détruite par les eaux de Bagnols, dont ce malade avait fait un long usage : mais, chaque fois, il en résultait un grand soulagement et la cessation des douleurs d'une saison à l'autre.

Réflexions. — Les étuves de Bagnols produisent d'excellents effets dans le rhumatisme articulaire chronique (Observations 13e, 14e, 15e et 17e). L'usage des bains entiers et de la douche a souvent l'inconvénient d'aggraver les symptômes (Observations 18e et 19e). Cependant lorsque la maladie est ancienne et peu douloureuse, ou lorsqu'elle s'est considérablement amendée sous l'influence des étuves, les bains de la piscine, et les douches ont des avantages marqués, et sont employés de préférence (Observations 20e et 21e). Si le rhumatisme est ancien et opiniâtre, ces divers moyens le rendent plus supportable et en éloignent singulièrement les accès (Observation 22e).

§ XVII. Rétractions musculaires, tendineuses ou ligamenteuses.

23e *Observation.* — Meret, du Pérou (Hérault), arriva à Bagnols en 1829, avec une jambe fléchie presque à angle droit sur la cuisse; lorsqu'il faisait effort pour l'étendre, les tendons des muscles fléchisseurs de la cuisse opposaient une résistance insurmontable. Cette affection, qui durait depuis deux ans, fut combattue par les bains de la piscine et les grands douches pendant trente-quatre jours : ces moyens vinrent à bout de rendre au membre rétracté l'exercice de tous ses mouvements.

24e *Observation.* — La femme Chardaire, de la

Chaze, commune d'Aumont (Lozère), était atteinte d'une extension permanente des doigts de la main gauche avec amaigrissement du bras du même côté. Les eaux de Bagnols, prises en bains et en douches pendant trois semaines, produisirent une amélioration très sensible, mais pas de guérison radicale.

25e *Observation.*—Barrier, de St.-Jean (Gard), fut réformé à l'armée pour des blessures qui lui avaient retiré la jambe vers la cuisse, de manière que le talon était presque appliqué sur les fesses. Envoyé à Bagnols, en 1822, il fut soumis aux bains et douches pendant vingt-deux jours. Ces moyens relâchèrent les muscles de la cuisse et le mirent en état de pouvoir marcher facilement.

26 *Observation.*—Tedenat, de Pejas (Lozère), avait une jambe fortement fléchie sur la cuisse, par suite d'une blessure au genou. Au quatrième jour de l'emploi des bains et des douches de Bagnols, la jambe s'était étendue de plusieurs pouces, et au bout de trois semaines ce malade pouvait appuyer son pied par terre et marcher sans béquilles.

27e *Observation.* — Delmas de l'Altarel, commune d'Allenc (Lozère), dont les doigts de la main gauche étaient retirés depuis plusieurs années, par suite d'une lésion des muscles de l'avant-bras, était dans l'impossibilité de pouvoir se servir de sa main, qui était fort amaigrie. Les eaux de Bagnols, dont il fit usage pendant vingt jours, donnèrent à la main et aux doigts beaucoup de force et de souplesse.

Réflexions. — Dans les rétractions des muscles ou des tendons, les eaux de Bagnols produisent d'inappréciables avantages lorsqu'elles sont employées avec suite, méthode et persévérance. Ces sortes de lésions, qui résistent ordinairement à tous les topiques et à tous les liniments, cèdent facilement aux bains et aux douches, pourvu qu'on y ait recours d'assez bonne heure, et que les causes qui les entretiennent ne soient pas trop invétérées.

§ XVIII. Sciatique.

28e *Observation.* — Bros, du Bois, commune de la Nuejols (Lozère), vint à Bagnols, en 1838, pour une sciatique dont il était atteint depuis quatre mois. Les étuves et les douches dissipèrent cette maladie en trois jours.

29e *Observation.* — M. Poussielgue, de Mende, perclus de la jambe gauche, par suite d'une sciatique dont il était attaqué depuis neuf mois, fit usage, pendant vingt-quatre jours, des bains et des douches de Bagnols, et s'en retourna parfaitement guéri.

30e *Observation.*— La fille Frais, du Mazel du Bleymard (Lozère), prit, en 1829, les bains et les douches de Bagnols pour une sciatique qui l'avait retenue au lit pendant plusieurs mois. Ces remèdes lui procurèrent, dans dix-huit jours, une guérison complète.

31e *Observation.* — Lacoste, du Mas-d'Ortière (Lozère), fit usage, en 1837, des bains et des douches de Bagnols, pour une douleur sciatique à laquelle il était sujet depuis un an. Il en retira les meilleurs effets.

32e *Observation.* — Maurin, de la Rouvière (Lozère), âgé de 52 ans, se plaignait, depuis plus de deux ans, d'une sciatique qui augmentait à chaque variation atmosphérique et se faisait principalement sentir à la région du grand trochanter et à la plante du pied. Le seaux de Bagnols prises, pendant deux saisons consécutives, en bains et en douches, firent disparaître toute douleur.

33e *Observation.*— Privat, de Valescure, commune de Bleymard (Lozère), âgé de 55 ans, fit usage, en 1832, des bains et des douches de Bagnols, pour une sciatique fort ancienne, dont il fut considérablement soulagé. Une seconde saison qu'il fit en 1833, acheva sa guérison.

34e *Observation.*—Brouillet, d'Allenc (Lozère), âgé de 36 ans, au milieu d'un violent effort qu'il fit pour soulever un fardeau, fut saisi subitement d'une douleur sciatique qui s'étendait de la région de la hanche au jarret et au talon, avec un sentiment de froid glacial dans toute la jambe. Les eaux de Bagnols, employées pendant vingt jours en bains et en douches, ne produisirent aucun effet sensible. Après un mois et demi de repos, cet homme eut recours de nouveau aux mêmes remèdes qui, cette fois, lui furent très salutaires.

35e *Observation.* — Ducros, de Saumières (Hérault), âgé de 47 ans, fut conduit à Bagnols pour une sciatique qui avait persisté sans relâche pendant cinq ans, et qui avait atrophié la jambe. Les eaux, employées en bains et en douches pendant plusieurs années consécutives, ont obtenu le plus grand succès.

36e *Observation.*—La femme Pons, du Bouschet, commune de Chadenet (Lozère), âgée de 26 ans, se fit porter à Bagnols, pour une sciatique qui avait été rebelle à tous les moyens qu'on y avait opposés; la jambe n'offrait que la peau et les os, elle était froide et rétractée; par l'usage des bains et des douches, elle s'est rétablie un peu chaque année, au point qu'on n'aperçoit aujourd'hui aucune trace de cette longue et cruelle maladie.

Les eaux de Bagnols sont parfaitement indiquées dans les sciatiques exemptes d'inflammation du nerf, reconnaissant pour cause un principe rhumatismal, ou exanthématique. Elles agissent dans la plupart de ces circonstances de la manière la plus prompte et la plus heureuse (observations 28e, 29e, 30e et 31e). D'autres fois, il faut deux ou trois saisons pour amener la maladie à une terminaison favorable (observations 32e, 33e et 34e); dans les cas les plus rebelles, il faut une persévérance de plusieurs années pour arriver à la destruction du mal (observations 35e et 36e).

§ XIX. Névralgies faciales.

37e *Observation.* — La femme Chauvet, de Mende, âgée de 40 ans, éprouvait depuis 14 mois des douleurs qui dessinaient en traits de feu les rameaux nerveux de la tête, et qui étaient accompagnées d'une sensation de froid au visage et au cuir chevelu. Elle fit usage, en 1836, des étuves et des douches de Bagnols, et fut tout-à-fait délivrée de ses douleurs dans moins de dix jours.

38e *Observation.* — Mme Dordaré, de Mende, âgée de 44 ans, était atteinte d'une névralgie frontale dont les accès très douloureux commençaient vers trois heures du matin et ne se terminaient que quelques heures après; le cuir chevelu était froid comme la glace. Elle passa quinze jours à Bagnols, en 1836, et prit des étuves et des douches qui furent suivies d'une grande amélioration.

39e *Observation.* — Debard, de St.-Pons (Hérault), âgé de 36 ans, souffrait horriblement d'une névralgie frontale qui persistait avec une constance désespérante. Il se rendit à Bagnols en 1837, et prit des étuves pendant trente-deux jours. A l'issue de ces remèdes, les crises étaient moins violentes et moins longues.

40e *Observation.*—Pradet, de Larche (Aveyron), âgé de 39 ans, atteint d'un tic douloureux au visage, fut envoyé à Bagnols en 1831. La névralgie disparut en treize jours, par l'action de la vapeur qu'il dirigea sur l'endroit de la douleur.

41e *Observation.* — Peyrol, de St.-Hyppolite (Gard), âgé de 27 ans, était en proie à une douleur névralgique qui suivait toutes les ramifications du nerf trifacial ; après vingt-cinq jours de traitement, la névralgie fut emportée par le seul effet de la vapeur des eaux de Bagnols.

42e *Observation.*—Bergès, de La Roche (Haute-Loire), âgé de 43 ans, avait une névralgie du nerf maxillaire inférieur ; les eaux d'Aix, en Savoie, ne lui avaient été d'aucun secours ; ayant été soumis pendant vingt jours aux étuves de Bagnols, il n'éprouva plus de douleurs.

Les douches ne sont indiquées que dans les cas où les névralgies sont accompagnées de refroidissement de la peau (observations 37e et 38e). Mais on trouve dans l'application de la vapeur un puissant moyen pour calmer ces sortes de douleurs (observations 39e, 40e, 41e et 42e).

§ XX. Anomalies nerveuses.

43e *Observation.* — La fille Frais, du Mazel du Bleymard (Lozère), âgée de onze ans, était privée depuis quatorze mois de l'usage de tous ses sens; pour l'empêcher de mourir de faim, on était obligé de pousser les aliments jusque dans la cavité de l'estomac : ces accidents furent dissipés dans moins d'un mois par l'usage des bains tempérés de Bagnols.

44e. *Observation.* — Bonnal, de Rieutort (Lozère), âgé de douze ans, était cataleptique depuis trois ans; il avait des attaques qui se prolongeaient jusqu'à un ou deux mois. Il fut porté à Bagnols en 1828; il y prit des bains tempérés pendant dix-huit jours; à la suite de ces remèdes, il fut exempt de toute attaque, et recouvra une santé parfaite.

45e *Observation.* — Madame Texier, d'Alais, âgée de vingt-neuf ans, était sujette à de fréquentes attaques de nerfs: les bains tempérés de Bagnols, pris pendant un mois, rendirent les crises nerveuses plus rares et plus faibles.

46e *Observation.* — Mademoiselle B.., de Nismes, était atteinte de mouvements convulsifs qui se répétaient plusieurs fois dans le jour ; elle avait opposé à cette maladie une longue série de bains domestiques, qui ne lui avaient fait aucun bien. Les eaux de Bagnols, qu'elle prit en bains tempérés pendant vingt-cinq jours, eurent le privilége de faire cesser le spasme, et d'en prévenir le retour.

47e *Observation.* — Une jeune fille de Mende était attaquée de chorée: les bras étaient agités par des mouvements très bizarres, surtout quand il s'agissait de porter quelque chose à la tête ; la jambe gauche se mouvait en arrière, ce qui rendait la marche très difficile. Les eaux de Bagnols, employées en bains dont on baissa progressivement la température, la délivrèrent de cette maladie. Avant d'avoir fini sa cure, cette fille avait acquis le pouvoir de maîtriser ses mouvements : les bras et la jambe avaient perdu ce qu'ils avaient de convulsif.

Réflexions. — L'excitation morbide, qui était concentrée sur l'encéphale des sujets nos 43 et 44, fut déplacée par l'action des eaux, et fut disséminée sur toute l'économie, au grand soulagement de l'organe affecté. Chez les malades nos 45, 46 et 47, les bains tempérés qu'ils prirent à Bagnols calmèrent l'activité et la souffrance irrégulière de ces affections essentiellement nerveuses.

§ XXI. Paralysie.

48e *Observations* (1). — « M. Vincens, notaire, resta hémiplégique à la suite d'une attaque d'apoplexie. Il fut transporté à Bagnols comme un automate, sur un brancard, pour y être baigné et douché. L'effet de ces remèdes fut si sensible, qu'on voyait la sensibilité et la mobilité des membres affectés revenir miraculeusement d'un jour à l'autre, et qu'il fut en état de revenir à Mende, à cheval, jouissant d'une très bonne santé qui s'ést soutenue jusqu'à un âge très avancé, puisqu'il est mort d'une fièvre maligne en 1764, âgé de 83 ans, 32 ans après cette attaque.

» 49e *Observation*.—Mme Laffont, de Marvejols, déclinait d'un jour à l'autre, et l'on s'apercevait qu'elle perdait si sensiblement ses facultés corporelles et intellectuelles, qu'elle avait peine à se tenir dans un fauteuil où on la plaçait comme une machine. Les secours les plus efficaces de l'art, administrés avec autant de délicatesse que de science par M. Rochevalier, célèbre médecin de Marvejols, et digne de la haute réputation dont il jouissait,

(1) Les sept observations suivantes, relatives à la paralysie, sont extraites de la *Dissertation* de Bonnel de la Brageresse sur les eaux de Bagnols, laquelle a été publiée à Mende en 1778.

n'avaient pu arrêter les progrès sensibles que faisait cette maladie d'un jour à l'autre. Son fils, syndic du Gévaudan, pria mon père d'aller à Marvejols pour consulter avec M. Rochevalier sur cette maladie, dont les progrès sensibles annonçaient le danger le plus prochain. Mon père proposa les eaux de Bagnols, que l'inutilité des autres secours fit agréer à M. Rochevalier. Mme Laffont est portée à Bagnols dans une litière pour y prendre les bains et les douches sous l'inspection d'un chirurgien habile qui l'y accompagna. Ces secours furent si puissants, que cette dame eût été en état de revenir à cheval une douzaine de jours après.

» 50e *Observation*.— M. de Masbreton, gentilhomme des Cévennes, amena à Bagnols, en 1765, un enfant de 12 à 13 ans, perclus de ses membres inférieurs; cette paralysie, qui était la suite d'une fièvre maligne dont il avait été atteint deux ans auparavant, l'obligeait de rester toujours couché, les reins et les jambes ne pouvant le soutenir ; ces parties étaient atrophiées; l'épiderme était sec, terne et ridé.

» Mon père, qui avait été appelé à Bagnols par M. le vicomte de Narbonne, conseilla de faire prendre à cet enfant, deux fois le jour, les bains et la douche sur la moelle de l'épine, et surtout aux vertèbres lombaires ; le troisième jour, ce jeune malade sentit ses forces sensiblement augmentées; le cinquième, il se redressa et se soutint sur ses jambes; le dixième, il fut en état de marcher, et presque en état de s'en retourner à pied. Cependant, le gentilhomme charitable qui l'avait amené couché dans une espèce de corbeille derrière sa voiture, le ramena derrière la même voiture, où il se tint debout pendant une partie du chemin. M. le vicomte de Narbonne, et une infinité de gens de la plus haute distinction qui se trouvaient alors à Bagnols, furent témoins de cette guérison merveilleuse et si prompte. Cette cure s'est parfaitement soutenue, et les informations qu'on a faites sur l'état de cet enfant ont appris qu'il a joui depuis d'une bonne santé, et qu'il a atteint la taille, les forces et la corpulence d'un adulte vigoureux et robuste.

» 51e *Observation.*—Mlle Chapel, de Marvejols, âgée d'environ 12 ans, à la suite d'une maladie chronique produite par des obstructions dans tous les viscères du bas-ventre, tomba dans l'anasarque que M. Rochevalier traita avec son intelligence ordinaire; mais une partie des sérosités se jeta sur la moelle épinière par une métastase funeste, et produisit une paralysie incomplète des extrémités inférieures, qui intercepta les mouvements musculaires des reins, des cuisses et des jambes. La jeune malade fut portée en cet état à Bagnols, où des étuves et la douche appliquée principalement sur la région lombaire furent employées avec tant de succès pendant une douzaine de jours de suite, qu'elle en revint parfaitement guérie.

» 52ᵉ *Observation.*— Madame sa mère, âgée de plus de 60 ans, fut guérie, par la douche et les étuves, d'une hémiplégie commençante avec faiblesse de tout le côté gauche, et par la contorsion de la bouche du côté opposé.

» 53ᵉ *Observation.* — La femme Mazaudier, chaudronnier de Mende, âgée d'environ 25 ou 26 ans, et dans le quatrième mois de sa grossesse, fut atteinte, en 1758, d'une hémiplégie de tout le côté droit; la bouche était tordue du côté opposé; la langue était si affectée, qu'elle ne pouvait que balbutier; elle traînait la jambe du même côté, et le bras était absolument immobile. On eut recours aux secours usités en pareille circonstance; mais leur inutilité décida d'envoyer la malade à Bagnols pour y prendre les étuves et la douche: on lui défendit les bains par rapport à son état. Elle vint après huit jours dans un meilleur état en tout sens; deux mois après, quoiqu'elle fût dans le septième mois de sa grossesse, on l'y renvoya prendre les mêmes remèdes. Elle en revint parfaitement guérie, accoucha à terme, a fait d'autres enfants, et n'a jamais eu le moindre ressentiment d'une pareille maladie.

» 54ᵉ *Observation.*— Mᵐᵉ de la Bessière, de Saint-

Geniès en Rouergue, âgée d'environ 40 ans, fut prise, en 1771; d'une attaque d'apoplexie, qui fut suivie d'une hémiplégie complète du côté droit. On l'apporta à Bagnols dans une litière; elle y prit deux bains par jour, d'une heure chacun, autant d'étuves également d'une heure. Ces deux agens thérapeutiques utilisés dans cette occasion au-delà des bornes ordinaires, eurent un succès si prompt, que la malade vit, dans cinq jours de leur usage, dissiper tous les symptômes formidables qui caractérisaient sa maladie. Elle continua encore ces remèdes, mais d'une manière moins violente et plus tempérée, pendant sept à huit jours, et s'en retourna chez elle n'ayant aucun reste d'une maladie aussi grave.

» Cette dame revint à Bagnols l'année d'après, non que sa maladie se fût renouvelée, mais uniquement pour raffermir la guérison opérée l'année précédente, pour en prévenir le retour, et, pour me servir de ses expressions, uniquement par reconnaissance pour Bagnols. »

Réflexions. — Les eaux de Bagnols déterminent de bons effets dans les paralysies occasionnées par le rhumatisme et les lésions traumatiques; elles agissent dans ces divers cas de la manière la plus prompte et la plus heureuse, lorsque l'obstacle qui s'oppose à la circulation du fluide nerveux n'est point au-dessus des ressources de l'art. On voit par les observations 48e et 54e que ces eaux sont quelquefois très utiles dans les paralysies qui résultent d'attaque apoplectique, lorsqu'il n'existe aucun signe qui fasse craindre un retour de congestion ou d'épanchement dans le cerveau (1). Chez le sujet de l'observation 49e, tout annonçait un travail chronique dans le cerveau, graduellement désorganisateur, qui devait s'accroître sous l'influence de la stimulation minérale ; cependant il n'en fut rien ; les eaux tournèrent tellement au profit de cette dame, qu'elles la rétablirent parfaitement dans l'espace de douze jours.

§ XXII. Surdité.

55e *Observation.* — M. Vors, géomètre de Mende était, depuis trois ans complétement sourd de l'oreille droite : il prit, en 1830, les étuves et les douches de Bagnols, qui dissipèrent la surdité en quatre jours.

55e (*bis*) *Observation.*— M. Roux curé, de Fijaguet (Aveyron), avait perdu le sens de l'ouïe des deux oreilles ; cette infirmité lui était survenue

(1) Madame Triot, de Saint-Étienne (Loire), et M. Berthut, cafetier à Saint-Flour (Cantal), hémiplégiques à la suite d'une attaque d'apoplexie, ont éprouvé cette année, 1839, une amélioration étonnante des douches de Bagnols.

depuis plusieurs années, lorsqu'il vint à Bagnols, en 1834, faire usage des eaux en étuves, en douches et en injections dans les deux oreilles. Ce traitement fut suivi d'une amélioration si sensible, qu'au bout de huit jours ce curé entendait distinctement tout ce qu'on lui disait à voix basse; l'intégrité de l'audition s'est bien maintenue depuis cette époque.

56e *Observation.* — Catherine Blanc, du Bouschet près Bagnols, avait depuis quatre ans l'ouïe dure des deux oreilles; la surdité devenait presque complète aux variations atmosphériques et pendant le règne des vents qui amenaient de la pluie. Elle retira, en 1832, les meilleurs effets des eaux de Bagnols, en étuves, douches et injections : elle percevait infiniment mieux les sons, et pouvait entendre tout ce qu'on lui disait, sans qu'il fût nécessaire d'élever trop la voix; elle fit, l'année d'après, une seconde saison aux eaux, qui acheva la guérison.

57e *Observation.* — M. Guary, d'Avignon, âgé de quarante ans, se rendit à Bagnols en 1825, pour une surdité qui datait de trois ans, et qu'aucun remède n'avait pu guérir; les deux conduits auditifs étaient obstrués par des produits membraneux et par des concrétions cérumineuses. Ce malade s'occupa pendant un mois à prendre des étuves; les douches étaient dirigées deux fois par jour dans les oreilles, qui furent bientôt débarrassées des concrétions qui les obstruaient. Cet homme ne tarda pas à s'aperçevoir qu'il entendait qnelques sons de l'oreille gauche. Les progrès de la droite furent plus lents et moins sensibles ; une éruption boutonneuse se manifesta, et couvrit tout le visage, ce qui n'empêcha pas de continuer encore pendant dix jours les mêmes remèdes ; à cette époque, M. Guary s'en retourna plein de reconnaissance pour les eaux, quoique l'ouïe fût encore imparfaite des deux oreilles.

58e *Observation.*—Vidal, d'Espalion (Aveyron), était sourd depuis deux ans de l'oreille droite, qui était le siége d'un bourdonnement continuel et d'un écoulement mucoso-purulent. Les eaux de Bagnols furent employées en étuves, en injections et en douches, pendant vingt jours. Elles procurèrent un peu de diminution de la surdité et de l'écoulement.

Un second traitement, qui fut fait l'année suivante, dissipa tout-à-fait au bout d'un mois l'écoulement et la surdité ; il faut dire que l'ouïe s'était graduellement améliorée, après que cet homme se fut retiré de Bagnols, et que la surdité ainsi que l'écoulement étaient peu de chose, quand il arriva pour la seconde fois aux eaux.

59e *Observation.* — Gardès, de Saint-Jean (Gard), âgé de quarante-sept ans, avait depuis deux ans un écoulement continuel aux deux oreilles. L'oreille gauche avait cessé d'entendre les sons, la droite les percevait difficilement, et pas du tout dans les temps froids et humides ; les eaux de Bagnols qu'il prit en 1825, tant en étuves qu'en douches, pendant vingt-un jours, lui dégagèrent promptement l'oreille droite ; la gauche resta dans le même état qu'elle était auparavant. Lorsque cet homme revint pour la seconde fois à Bagnols, en 1826, l'oreille droite ne laissait apercevoir aucun suintement, la gauche donnait encore passage à une matière séro-purulente très fétide ; les mêmes remèdes furent employés pendant dix-huit jours. A cette époque, ce malade entendait très distinctement du côté droit ; l'oreille gauche conservait un léger suintement, et l'audition y était encore imparfaite.

60e *Observation.* — La femme Masseguin, de Mende, était atteinte depuis dix mois de surdité : les deux oreilles versaient une grande quantité de sérosité roussâtre d'une odeur insupportable. Les eaux de Bagnols n'apportèrent la première année aucun changement à l'état de cette malade. L'écoulement de l'oreille gauche céda quelque temps après avoir fait usage des eaux pour la seconde fois, et celui de l'oreille droite ne disparut que pendant le cours d'un troisième traitement. La faculté auditive revint un peu la première année, elle s'améliora beaucoup la seconde ; à la troisième elle était encore dure, mais pas trop pour empêcher cette femme de prendre part à une conversation.

61e *Observation.* — La femme Mouret, de Mende, âgée de vingt-huit ans, de constitution nerveuse, arriva à Bagnols en 1828, pour une surdité qu'elle avait depuis son enfance : les bains de la piscine, dont elle fit usage, donnèrent lieu à une otite aiguë qui obligea cette femme à s'en retourner au bout de six jours.

Réflexions. — Si la surdité est du nombre de celles qu'on traite avec succès par les eaux minérales, c'est aux étuves qu'il faut avoir recours, de préférence aux grands bains qui ont souvent l'inconvénient, chez les personnes pléthoriques, de refouler avec trop de véhémence le sang vers la tête et d'augmenter la douleur, les écoulements et la surdité ; si le malade est d'une constitution nerveuse irritable (observation 61e), les douches, de concert avec les injections, ont l'avantage de débarrasser sans douleur le conduit auditif des matières qui l'engouent, de dissiper l'engorgement de ses parois (observation 57e), de stimuler les nerfs acoustiques (observations 55e, 55e *bis* et 56e), de modifier la sécrétion de la membrane auriculaire, de remédier à son relâchement et de mettre fin aux écoulements (observations 58e, 59e et 60e).

§ XXIII. Scrofules.

62ᵉ *Observation.* — Fortuné Sandonné, de Mende, tailleur d'habits, âgé de 22 ans, portait depuis son enfance, de chaque côté du cou, plusieurs glandes grosses et dures : à l'âge de 20 ans, quelques-unes de ces glandes s'enflammèrent, et donnèrent lieu à des abcès dont l'ouverture produisit une vaste ulcération, à laquelle il opposa les eaux de Bagnols en boisson, en bains et en douches. Dans les premiers jours de ce traitement, la suppuration augmenta considérablement, mais bientôt elle se ralentit, et l'ulcère prit une marche rapide vers la cicatrisation. On observait à vue d'œil la fonte de plusieurs glandes; il n'y eut pas de diminution dans celles qui offraient une grande dureté. L'état général de ce jeune homme attestait la sincérité de toutes les améliorations locales, et faisait espérer que cette affection scrofuleuse s'effacerait encore davantage par une seconde saison.

63ᵉ *Observation.* — Mademoiselle V., du Vigan (Gard), âgée de 11 ans, arriva à Bagnols en 1824 : elle offrait tous les caractères de la diathèse scrofuleuse: elle avait les yeux chassieux et larmoyants, le ventre bouffi, les extrémités amaigries, les glandes du col tuméfiées et douloureuses dont la plupart étaient ulcérées : l'aisselle gauche était envahie par une tumeur cellulo-tuberculeuse grosse comme le poing. Les eaux furent données en boisson, en bains tempérés et en douches. Beaucoup de glandes s'ouvrirent et donnèrent issue à une quantité énorme de pus, pendant le temps que cette demoiselle passa à Bagnols. A son départ, il y avait une amélioration très sensible dans le système glandulaire. Un second voyage aux eaux eut un résultat aussi heureux que le premier, et opposa une puissante barrière aux progrès de la maladie scrofuleuse.

64e *Observation.* — Mademoiselle de d'Anduse, âgée de 9 ans, fut portée à Bagnols pour des glandes qu'elle avait au cou, et un ulcère à la main. Elle y prit pendant plusieurs années les eaux en boisson, en bains et en douches, qui déterminèrent un peu chaque fois la diminution des tumeurs glandulaires dont quelques-unes s'effacèrent par suppuration. Cette demoiselle avait acquis à 14 ans tous les attributs de la santé et de la beauté.

65e *Observation.*—La femme Pigeyre, de Mende, âgée de 32 ans, avait le cou couvert d'un grand nombre de tumeurs écrouelleuses, dont quelques-unes étaient en voie de suppuration. Elle fut traitée à Bagnols, en 1837, par les eaux en boisson, en bains de la piscine et en douches. Sous l'influence de ces moyens, la peau s'ouvrit sur plusieurs tumeurs, pour donner passage à des fragments de matière tuberculeuse et à une suppuration de bonne nature : l'engorgement celluleux qui participait à l'affection glandulaire se résolut complétement ; quelques glandes dures et indolentes conservèrent leur insensibilité et leur volume. Cette femme était accouchée depuis trois mois lorsqu'elle se rendit à Bagnols, elle continua à allaiter son enfant qui était très chétif ; il se développa d'une manière remarquable, et prenait tous les jours plus de force, de vigueur, et surtout de l'embonpoint.

66e *Observation.*—Bignole, de Prunières (Lozère), âgé de vingt-cinq ans, avait le cou parsemé de tumeurs glanduleuses ; il fut atteint d'un ulcère fistuleux à l'articulation du poignet, et d'une ankylose du genou gauche dont le pourtour était percé de plusieurs ouvertures fistuleuses donnant passage à du pus de mauvaise nature : les eaux de Bagnols lui furent administrées pendant 32 jours en boisson, en bains et en douches : sous l'influence de ce traitement, les glandes fondirent de moitié, les points fistuleux s'oblitérèrent à peu près ; l'ankylose ne présenta aucune modification dans son état.

67e *Observation.* — Souvion, de Saint-Jeury

(Cantal), âgé de 29 ans, offrait des engorgements et des ulcères scrofuleux, particulièrement à la région du cou et de la poitrine : il comptait dans sa famille beaucoup de scrofuleux, il toussait depuis son enfance ; sa toux était souvent accompagnée de crachats purulents et sanguinolents, d'une gêne continuelle dans la respiration, et d'un dépérissement progressif : on le croyait phthisique. Les eaux de Bagnols lui furent conseillées en 1827 : il les prit pendant 25 jours en boisson, en bains et en petites douches : pendant l'emploi de ces remèdes, il toussa moins que jamais de sa vie. L'ensemble de sa constitution prit un aspect qu'elle n'avait jamais eu depuis qu'il était au monde : les ulcérations du cou et de la poitrine se rétrécirent d'une manière étonnante, les glandes n'y conservaient plus qu'un fonds d'induration. Ce malade ayant fait usage pendant plusieurs années des mêmes eaux, sa maladie s'est effacée progressivement, et d'une manière complète.

68e *Observation.* — La femme Bataille, de Belvezet (Lozère), âgée de 26 ans, arriva à Bagnols en 1836 ; on constatait sur elle une altération profonde de la santé, un amaigrissement considérable et une petite fièvre lente. Sur les côtés du cou, on rencontrait une multitude de glandes tuméfiées, plusieurs ulcères sordides rendant une sanie infecte. Il y avait une toux sèche et fréquente, et beaucoup de gêne dans la respiration. Elle usa des eaux en bains tempérés et en boisson pendant 20 jours : sous l'influence de ce traitement, les glandes diminuèrent de volume, les ulcères se cicatrisèrent presque complétement : la toux cessa, la respiration devint facile, et les forces se rétablirent. Depuis lors, la santé de cette femme a été assez bonne.

Réflexions. — La plupart des médecins qui ont écrit sur la maladie scrofuleuse, diffèrent d'avis sur la préférence que l'on doit accorder à tel ou tel moyen de guérison : les uns repoussent un médicament que les autres prônent comme très précieux, mais il y a unanimité pour recommander contre cette maladie les eaux minérales hydrosulfureuses ou ferrugineuses.

Lorsque la diathèse scrofuleuse ne s'est pas encore manifestée par la production de tubercules dans des organes importants à la vie, ou par des altérations organiques trop avancées, les eaux de Bagnols, employées avec persévérance, sont d'une efficacité incontestable dans ce genre de maladie ; mais, comme tout remède, elles rencontrent des cas où, soit par la constitution ou à raison des complications, elles sont peu avantageuses et même quelquefois contraires.

Par une puissance inhérente à leurs principes minéralisateurs, ces eaux minérales sont aptes à produire souvent, comme on l'a constaté sur les sujets nos 62, 63 et 64, un travail éliminatoire pour résoudre chez des personnes jeunes des engorgements glandulaires, résolution qui s'opère très fréquemment sans suppuration; elles sont aussi très appropriées pour donner au sang altéré dans sa composition et n'imprimant aux organes qu'une stimulation insuffisante, tous les matériaux d'une bonne nutrition, et une vitalité plus énergique.

L'effet des eaux fut aussi marqué chez l'enfant que chez la mère (observation 65e). On vit cet enfant de trois mois reprendre une nouvelle vie et une grande énergie vitale, par un lait abondant et plus nutritif qu'il recevait de sa mère pendant qu'elle était soumise à la stimulation minérale.

Existait-il une carie dans l'articulation du genou du malade formant la 66e observation ? La cicatrisation rapide de tous les sinus fistuleux autorise à croire que l'écoulement puriforme ne prenait sa source que dans les tissus extra-articulaires.

Des tubercules étaient-ils développés dans les poumons des sujets nos 67 et 68, réduits à l'état le plus grave de l'affection scrofuleuse ? Le prompt dégagement qui s'opéra dans les organes respiratoires ne permet pas d'attribuer aux eaux la guérison d'une altération organique des poumons ; mais on ne saurait contester qu'en rétablissant, en excitant les fonctions de la peau, en communiquant au système lymphatique plus d'activité et en modifiant peut-être les humeurs, ces eaux ont pu prévenir la formation de la matière tuberculeuse, et peut-être favoriser la résolution de quelques tubercules naissants.

§ XXIV. Rachitis.

69e *Observation.* — La fille de Bros, de Vareilles, commune de Mas (Lozère), âgée de dix ans, atteinte de rachitisme, était depuis onze mois percluse de tous ses membres, lorsqu'elle fut portée à Bagnols en 1839. Par l'usage des eaux en boisson, en bains et douches, elle recouvra, au bout de six jours, la faculté entière de ses mouvements.

69e (*bis*) *Observation.*—La fille de Chaldoreille, de Mende, âgée de trois ans, avait le ventre bouffi, les articulations des membres fort grosses, les parties inter-articulaires très amaigries, le système musculaire frappé d'atonie et de débilité. On lui fit prendre, en 1835, les eaux de Bagnols en bains, douches et en boisson : ces remèdes poussèrent si vigoureusement au développement du corps, que cette enfant, qui ne pouvait se traîner qu'appuyée sur les fesses, put, au bout de douze jours, se tenir sur ses jambes et marcher. Au retour des eaux, les parents de cette petite fille commirent l'imprudence de la faire coucher dans un appartement humide, ce qui fut cause qu'elle retomba dans son premier état. Les eaux la rétablirent de nouveau ; depuis, elle a pris beaucoup de développement et de force.

70e *Observation.* — Une fille de Pépin, de Mende, âgée de quatre ans, après avoir marché toute seule pendant deux ans, avait cessé tout à coup de marcher et de grandir : elle se traînait par terre, ne pouvant se servir de ses jambes, qui étaient très faibles et fort maigres. Elle fit usage, en 1836, des eaux de Bagnols en bains et en douches qui lui donnèrent beaucoup de force ; les muscles des membres, quoique réduits à un amaigrissement extraordinaire, prirent assez de développement et acquirent assez d'énergie pour exécuter la station et la progression ; la croissance fut rendue à son cours naturel.

71e *Observation.* Le fils de M. Marboisset, de Nismes, âgé de dix ans ; fut porté à Bagnols en 1825, pour une courbure de l'épine dorsale, qui soulevait l'épaule gauche. Il y séjourna pendant un mois et demi et prit des bains tempérés et des douches. Ce premier traitement effaça un peu la saillie de l'épaule ; il en fit un second, l'année suivante, qui fit disparaître en grande partie cette difformité.

72e *Observation.* — Mademoiselle R...., d'Anduse (Gard), présentait, à l'âge de huit ans, tous les caractères de la décrépitude; elle avait les membres inférieurs émaciés et déformés par des nodus articulaires : le moignon de l'épaule gauche était tellement porté en avant et en dedans, que la tête de l'humérus semblait être incomplétement luxée. Cette demoiselle passa, en 1828, deux mois à Bagnols, à prendre des bains et des douches : ces remèdes, qu'elle continua pendant quatre années, écartèrent tous les accidents qui s'opposaient au développement du corps; les muscles vertébraux prirent assez de force pour se contre-balancer réciproquement; l'épaule offrait une forme moins défectueuse à chaque traitement.

Réflexions. — Les eaux de Bagnols dissipèrent les causes qui entravaient la croissance des sujets n°s 69 *bis* et 70 : ces deux enfants cessèrent d'être malades et grandirent, lorsque, par l'effet de la stimulation minérale, la puissance vitale, qui était retenue et concentrée sur un point de l'organisme, fut dégagée et répandue sur toutes les parties languissantes qu'elle ranima et dont elle favorisa les fonctions.

Elles opposèrent une puissante diversion au rachitis dont étaient atteints les malades n°s 71 et 72; elles leur rendirent la taille moins difforme, en exerçant un effet tonique sur tout le corps, en fortifiant les membres et en donnant à la charpente osseuse un développement et une dureté suffisants pour résister à toute difformité ultérieure.

§ XXV. Tumeurs blanches.

73e *Observation.* — Ribeyre, gendarme à Rhodèz, âgé de quarante-trois ans, souffrait depuis six mois d'une tumeur lymphatique du coude, accompagnée d'un gonflement des apophyses articulaires. Il se rendit à Bagnols, en 1826, pour y prendre des douches qu'il ne put supporter que pendant quatre jours; il y substitua des bains tempérés, qu'il continua sans interruption pendant trente-cinq jours. A cette époque, la tumeur avait considérablement diminué de volume, et les douleurs avaient disparu.

74e *Observation.* — Vernet, de Saint-Bonnet (Lozère), âgé de vingt-sept ans, scrofuleux, avait, depuis deux ans, l'articulation du pied gauche si volumineuse qu'elle n'offrait plus qu'une masse dure, informe et bosselée. Il y avait opposé pendant plusieurs saisons, sans succès, les grands bains de Bagnols; ce traitement fut à la fin abandonné, et remplacé par de grandes douches dirigées, matin et soir, sur l'engorgement articulaire, qui dès ce moment diminua sensiblement, et de terminer par résolution : cet homme, avant d'avoir fini sa saison, pouvait marcher sans aucun appui étranger.

75ᵉ *Observation.*—Donnadille, de Saint-Julien-du-Tournel (Lozère), âgé de quinze ans, était atteint depuis quinze mois, à la suite d'un refroidissement, d'engorgement très considérable à la jointure du pied : affection qui rendait toute espèce de mouvement impossible. Après un mois de l'emploi des douches de Bagnols, tous les symptômes morbides avaient disparu ; ce malade se livrait facilement à la marche.

76ᵉ *Observation.* — Mademoiselle Tourniaire, de Boulaine (Gars), portait une tumeur blanche du genou, qui la forçait à se servir de béquilles pour marcher ; le genou était dans la demi-flexion, il avait le double du volume de celui de l'autre jambe. Trente-cinq douches des eaux de Bagnols obtinrent la guérison de cette maladie qu'on regardait comme incurable.

77ᵉ *Observation.* — M. Lalause, d'Avignon, âgé de quarante et un ans, portait un engorgement de l'articulation fémoro-tibiale, accompagné de beaucoup de douleur. Il se rendit à Bagnols en 1837, malgré l'avis de M. Chauffart, son médecin, qui regardait ces eaux comme trop actives dans une affection où la carie était à craindre, et à raison de l'état de sa poitrine où s'opéraient de temps en temps des fluxions hémorrhagiques. Ce malade ne pouvait marcher qu'avec la plus grande difficulté lorsqu'il commença à prendre les eaux. Les petites douches alternées avec les grands bains firent diminuer dès le troisième jour d'une manière remarquable la tumeur et la douleur du genou; cette diminution fut progressive, au point que ce malade pouvait, avant de s'en aller de Bagnols, faire une promenade de plus d'une lieue à pied, tandis qu'auparavant il ne marchait qu'avec beaucoup de difficulté. Les organes de la poitrine, loin d'avoir souffert, exécutaient infiniment mieux leurs fonctions.

78ᵉ *Observation.* — Ferrier, du Gendric, commune d'Allenc (Lozère), âgé de cinquante-cinq ans, avait depuis environ six ans le poignet de la main droite extrêmement gros et dur, et de plus trois fistules sur la face postérieure de l'articulation du carpe. Il fut, en 1825, soumis pendant six semaines aux douches de Bagnols, qui eurent pour résultat la résolution de l'engorgement du poignet et l'oblitération des ouvertures fistuleuses.

79ᵉ *Observation.*—Maurin, d'Arbiey (Aveyron), âgé de trente ans, portait depuis long-temps une tumeur blanche au genou gauche, accompagnée d'une grande douleur et d'une fistule dans le creux du jarret. Quand il fut porté à Bagnols, il ne marchait qu'à l'aide de béquilles. Il commença sa cure par l'administration des grandes douches, dont le résultat ne fut pas heureux : l'articulation en devint plus douloureuse et se tuméfia. Il fallut qu'il renonçât à ces moyens pour avoir recours aux bains pris à une très douce température. Bientôt les douleurs s'évanouirent, le genou diminua de volume, et, au bout de trois semaines, il était en tout semblable à l'autre : il suintait seulement de temps en temps quelques gouttelettes de sérosité par le sinus fistuleux du jarret.

80e *Observation.* — Toiron, de Fraissinet, commune de Saint-Julien (Lozère), âgé de dix-huit ans, arriva à Bagnols avec une tumeur blanche au genou qui était percé de quatre fistules, de sorte qu'il ne pouvait exécuter le moindre mouvement ; le mal paraissait si grave, que des médecins avaient pensé qu'il n'y avait d'autre ressource que l'amputation. Ce malade fit usage des eaux pendant trois années consécutives, tant en bains qu'en douches. La première saison détermina la sortie de plusieurs esquilles osseuses et d'une grande quantité de matière purulente. La seconde dissipa presque entièrement la douleur et la tumeur articulaires. Le genou, qui avait été immobile jusque-là, put exécuter quelques légers mouvements de flexion et d'extension. La troisième saison amena l'oblitération de toutes les fistules, et rendit au genou sa forme et son volume naturels.

81e *Observation.* — Marianne Maurin, de Sauvage, commune de Saint-Julien (Lozère), âgée de trente-six ans, portait depuis douze ans un engorgement qui lui envahissait toute l'articulation du genou droit. Elle avait fait six saisons aux eaux de Bagnols ; chaque cure avait fait prendre à cette maladie une marche vers la guérison, au point que, d'une saison à l'autre, elle se louait comme domestique et se livrait à des travaux pénibles. En 1827, à la suite d'un refroidissement, cette fille vit tout à coup son genou grossir énormement, et y éprouva des douleurs intolérables. Après dix-huit mois de souffrance et d'immobilité, elle se fit transporter à Bagnols où les douches lui avaient été si salutaires ; mais ces moyens, loin de calmer le mal, l'exaspérèrent tellement qu'il fallut recourir aux sangsues et à des topiques émollients et anodins. Lorsque l'irritation fut apaisée, on substitua aux grandes douches des bains à 29 degrés alternés avec de petites douches administrées de manière à ne déterminer qu'une excitation légère et momentanée ; peu à peu la tumeur et la douleur du genou diminuèrent, l'articulation prit plus de liberté dans l'exécution des mouvements, et cette fille recouvra l'usage de son membre.

82e *Observation.* — La femme Hermet, des Rousses (Lozère), âgée de trente-un ans, scrofuleuse, se rendit à Bagnols en 1827, avec un genou très volumineux; le tiers inférieur de la cuisse était gonflé et induré; la jambe était à un tel point de flexion sur la cuisse, que le talon touchait aux fesses; le creux du jarret était occupé par une tumeur dure et indolente. Elle prit pendant six semaines les eaux en boisson à la dose de dix verres par jour, les bains de la piscine, et les grandes douches matin et soir sur le genou. Le résultat de ce traitement fut assez heureux sous le rapport de la constitution générale, qui prit un meilleur aspect, et par la formation d'un abcès dans le creux du jarret, qui rejeta au-dehors des matières et des liquides de mauvaise nature; l'année suivante, par l'effet des mêmes remèdes, le genou perdit de sa grosseur, et l'articulation se relâcha un peu; celle-ci continua ensuite à se relâcher insensiblement, au point que lorsque cette malade retourna aux eaux l'année suivante, la jambe avait acquis presque la même longueur que celle de l'autre côté; la troisième saison, qu'elle fit durer quarante jours, ferma tous les sinus fistuleux du jarret, rendit au genou sa souplesse, ses dimensions normales, et à la jambe la liberté de ses mouvements.

83e *Observation.*— Almeras, d'Allenc (Lozére), avait depuis trois ans un engorgement de l'articulation tibio-tarsienne; de chaque côté des malléoles, il y avait des ulcéres fistuleux qui s'entr'ouvraient de temps en temps pour laisser écouler une matière puriforme, qui prenait sa source dans les surfaces articulaires ; cet homme employa pendant plusieurs années les douches de Bagnols, qui à la longue effacèrent l'engorgement de l'articulation, cicatrisèrent les trous fistuleux et procurèrent l'adhésion complète de tout l'appareil articulaire, c'est-à-dire une ankylose.

Réflexions.—On ne saurait contester aux eaux de Bagnols la puissance de résoudre plus facilement et avec plus de promptitude que tous les autres moyens connus les engorgements articulaires. Pour le médecin qui sait employer ces eaux, de manière à produire une stimulation progressive lorsque la maladie articulaire la réclame, et une contre-stimulation lorsque l'excitation provoquée par le liquide minéral a atteint certaines limites qu'on ne peut franchir sans inconvénient, il est peu de tumeurs blanches qui y résistent, ou qui n'y perdent de leur gravité, lorsqu'on a préalablement combattu l'irritation locale, et calmé toute douleur vive.

Les malades qui sont l'objet des observations 75e, 76e, 77e et 79e portaient des tumeurs blanches de cause rhumatismale. On a dû remar[illegible]uer que, lorsqu'ils arrivèrent pour la premiere [illegible] Bagnols, ils se servaient de béquilles pour mar[illegible], et que tous les y laissèrent.

Les eaux minérales excitèrent à temps opportun un travail éliminatoire chez les sujets n[os] 80 et 82; elles provoquèrent une inflammation adhésive et une ankylose salutaire chez le n 83, où il y avait lieu de supposer une désorganisation avec carie des surfaces articulaires.

La malade dont il est question dans l'observation 74e n'éprouvait aucun bien de l'emploi des bains entiers; sa maladie restait stationnaire; elle ne marcha vers la résolution que du moment précis où la douche fut dirigée sur la partie affectée : ce moyen ne fut pas aussi heureux sur les sujets n°s 73, 79 et 81, où l'engorgement articulaire était accompagné de douleur et d'irritation : il y détermina de l'inflammation, qu'il fallut combattre par des bains tempérés et par d'autres moyens appropriés.

§ XXVI. Coxalgie.

84e *Observations.* — Begon, de Bagnols, berger, âgé de 26 ans, présentait les premières atteintes d'une luxation commençante de la tête du fémur; il y avait un engorgement à la hanche gauche et une douleur vive qui répondait au genou, la jambe était allongée de deux pouces de plus que l'autre : en pressant le grand trochanter, on provoquait beaucoup de douleur dans l'articulation coxo-fémorale. Ce jeune homme voulut essayer les grands bains et les grandes douches de Bagnols, mais ces remèdes exaspéraient tellement la douleur, qu'il fut obligé de les suspendre et d'avoir recours à des émissions sanguines : après la chute de l'irritation, il tenta les eaux en bains tempérés, qui lui réussirent à merveille : ces bains procurèrent dans l'espace de trente-cinq jours la résolution de l'engorgement de la hanche et le retour de la jambe à sa longueur naturelle ; les mouvements s'y exécutaient sans gêne et sans douleur : ce jeune homme quitta ses béquilles, et reprit son état de berger.

85e *Observation.*—Fresne, de Sainte-Geneviève (Gard), âgé de 17 ans, de bonne constitution, arriva à Bagnols, en 1826, avec une hanche plus volumineuse que l'autre, et un allongement de deux pouces de la jambe, qui était très douloureuse dans l'articulation de la cuisse avec le bassin, et dans celle du genou ; les douches furent employées de prime abord, mais elles rendirent les douleurs si vives, que ce malade fut obligé d'y renoncer : il fallut même réprimer par une saignée locale des accidents irritatoires qui étaient survenus. Après une suspension de tout remède pendant huit jours, ce malade prit les eaux en bains tempérés, et les continua pendant trois semaines : peu à peu la jambe perdit sa longueur anormale, et la hanche son engorgement.

86ᵉ *Observation.* La fille de Saumade, de Badarous, près Mende, avait la jambe droite sensiblement plus courte que l'autre, un engorgement à la hanche et une douleur très forte dans les articulations coxo-fémorale et fémoro-tibiale ; elle fut portée à Bagnols, en 1827, pour être soumise aux douches. Ce traitement énergique augmentant chaque fois la douleur et l'irritation articulaire, il fallut s'arrêter, et laisser reposer cette fille pendant plus de huit jours, avant de pouvoir lui faire continuer les eaux : elles furent ensuite reprises en bains tempérés, qui eurent l'avantage de combattre le mauvais état de la constitution et de relever les forces de cette enfant. L'année d'après, les grandes douches furent employées sur la hanche, où la douleur était alors peu sensible, elles ne suscitèrent aucune espèce d'irritation ; elles effacèrent tellement l'engorgement de la hanche, qu'on apercevait facilement la tête du fémur sur la fosse iliaque externe : cette maladie borna là ses ravages, et cette jeune fille en fut quitte pour une claudication.

87ᵉ *Observation.* — Une fille de Savajols, des

Laubies, commune de Saint-Étienne (Lozère), avait éprouvé une luxation spontanée du fémur, à la suite d'un rhumatisme qui l'avait retenue au lit pendant plus d'un an. La méthode antiphlogistique et les vésicatoires n'avaient pu atteindre le germe du mal : elle était toujours dans un état de souffrance, ne pouvant marcher qu'appuyée sur des béquilles, lorsqu'elle vint faire usage des eaux de Bagnols : les bains tempérés enlevèrent la douleur, mais la marche était toujours gênée et difficile, ce qui détermina à faire tomber la douche sur la hanche : ce moyen fut continué matin et soir pendant quinze jours avec un tel avantage, qu'il dégagea l'articulation et lui donna assez de souplesse pour se prêter à tous les mouvements du membre, qui a conservé néanmoins un raccourcissement de trois pouces. Cette fille, quoique boiteuse, marche aujourd'hui avec la plus grande liberté.

88e *Observation.* — Lucie Peytavin, du Bouschet, commune de Chadenet (Lozère), âgée de cinq ans, fut portée à Bagnols, pour remédier aux accidents qui avaient accompagné une luxation spontanée de la tête du fémur, avec raccourcissement et maigreur de tout le membre abdominal, et six fistules autour de la hanche, qui était fort grosse. Elle fit usage pendant plusieurs années des grandes douches, et en obtint de très bons effets; chaque traitement lui procurait plus de facilité pour marcher, et amenait la cicatrisation de quelques points fistuleux. A la cinquième année, il ne restait d'autres traces de cette maladie, qu'une claudication très prononcée.

89e *Observation.* — Pégrimard, de St-Étienne (Loire), âgé de 36 ans, scrofuleux, se fit transporter à Bagnols en 1830, atteint depuis trois ans de luxation complète du fémur, avec un raccourcissement du membre de quatre pouces : il avait la cuisse presque émaciée, et percée à sa partie postérieure d'une multitude de trous fistuleux dont on ne pouvait sonder la profondeur, et qui avaient donné passage dans le temps à des parcelles osseuses. Il prit pendant quarante jours les grandes douches, qui lui produisirent un bien merveilleux, et arrêtèrent la marche de la maladie. Les mêmes moyens ayant été répétés pendant plusieurs saisons consécutives, les fistules se fermèrent les unes après les autres, et le membre gagna de la force et de l'embonpoint, les mouvements de l'articulation contre nature devinrent beaucoup plus libres, et cet homme, qui portait des béquilles quand il arriva à Bagnols, ne se servait plus que d'une canne vers la fin.

Réflexions. — Le traitement de la coxalgie par les eaux de Bagnols exige beaucoup d'attention et d'expérience de la part de celui qui en dirige l'emploi ; en général, ces remèdes sont nuisibles dans la première période de cette maladie, qui est ordinairement marquée par un état d'irritation, et toutes les fois que la douleur locale persiste avec quelque intensité.

Les douches furent contraires aux nos 84, 85 et 86, dont l'affection articulaire était accompagnée d'irritation assez vive ; elles auraient pu étendre le mal aux parties voisines, si on les eût continuées avec opiniâtreté ; les bains tempérés qui leur furent substitués, dissipèrent promptement les accidents qui étaient survenus, et firent revenir, chez deux de ces malades, les membres allongés à leur dimension naturelle : le n° 87 fut préparé par l'usage de ces bains à l'administration des douches, dont les effets furent très heureux. Les nos 88 et 89 furent sauvés d'une désorganisation articulaire par le seul emploi des grandes douches, qui, à la longue, dégorgèrent les tissus et les ramenèrent à leur état physiologique.

§ XXVII. Ankylose.

90e *Observation.* — Albespic, élève au séminaire de Rhodèz, âgé de 27 ans, avait depuis 14 mois l'articulation du coude du bras droit frappée de fausse ankylose ; il y opposa, en 1834, les grandes douches de Bagnols, matin et soir pendant six semaines, sans en retirer de grands avantages sur les lieux ; mais à peine fut-il de retour chez lui, qu'il reconnut que l'ankylose commençait à céder, et que les mouvements de l'articulation devenaient tous les jours plus étendus. Cette amélioration inespérée détermina cet abbé, aprés un mois de repos, à revenir aux bains, qui achevèrent de rendre au bras tous les mouvements naturels, en dissipant ce qui restait de cette maladie.

91ᵉ *Observation.* — La femme Pelourjas, du Bleymard (Lozère), offrait un engorgement dans les ligaments et la capsule de l'articulation huméro-cubitale, lequel donnait à cette affection l'apparence d'une ankylose parfaite. Les eaux de Bagnols, prises en bains tempérés et en douches pendant dix-sept jours, rendirent à l'articulation qui était restée pendant six mois immobile, sa flexibilité et son extensibilité naturelles.

92ᵉ *Observation.* — Paquet, du Viala (Lozére), âgé de trente ans, arriva à Bagnols avec une ankylose incomplète de l'articulation scapulo-humérale ; cette affection avait résisté pendant 32 mois à divers moyens au nombre desquels il faut compter les vésicatoires, les moxas, etc. Aprés avoir pris, pendant dix-neuf jours, les bains tempérés et les douches, l'articulation devint plus souple, et se relâcha tellement, quelque temps après, que cet homme reprit l'usage de son bras comme avant qu'il fût malade.

93ᵉ *Observation.* — Goudri, de Nérac (Aveyron), âgé de 18 ans, fut porté à Bagnols en 1829, pour une ankylose à l'articulation tibio-tarsienne survenue à la suite d'une entorse, qui fut accompagnée de beaucoup d'engorgement et de la rétraction du pied et de tous les orteils, au point que ce jeune homme ne pouvait pas en remuer un seul. Les bains et les douches, employés pendant vingt-cinq jours, firent perdre au pied et aux orteils leur rigidité, et effacèrent l'engorgement de la cheville.

94ᵉ *Observation.* — Bardon, d'Espaliers (Lozère), âgé de 50 ans, à la suite d'un érysipèle phlegmoneux au bras, fut atteint d'ankylose à l'articulation du coude, et à celle du poignet ; la main était dans une demi-flexion ; les doigts étaient tendus comme des cordes. Les eaux de Bagnols, dont il fit usage pendant trois semaines en bains et en douches, rendirent l'articulation du coude mobile ; le bras, qui était presque atrophié par l'effet des souffrances ou du repos long-temps prolongé, reprit son embonpoint ordinaire : la main et les doigts devinrent assez souples pour pouvoir exécuter des mouvements de flexion et d'extension : l'ankylose persista.

95ᵉ *Observation.* — Roquet, du Chaylard (Ardèche), âgé de 45 ans, fut soumis pendant quatre années de suite aux bains et aux douches de Bagnols, pour une ankylose qui lui était survenue à la jointure de l'épaule, à la suite d'un rhumatisme goutteux. Après chaque saison, les surfaces articulaires glissaient avec plus de facilité les unes sur les autres, et les mouvements du bras acquéraient plus de liberté : à la longue, cet homme recouvra la faculté de pouvoir se servir de son bras pour travailler.

96e *Observation.* — Chatelier, du Pérou (Aveyron), par suite de fracture de l'extrémité inférieure du fémur, avait le genou ankylosé d'une manière complète : ce fut en vain qu'il y opposa pendant plusieurs saisons les eaux de Bagnols ; la roideur du genou resta la même.

Réflexions.—Il est peu d'ankyloses incomplètes qui ne puissent être soumises avec avantage aux eaux de Bagnols ; les bains et les douches détruisent ordinairement avec beaucoup de promptitude certaines rigidités articulaires (observations 90e, 91e, 92e, 93e et 94e). Quelquefois il faut plusieurs années pour en venir à bout (observation 95e) ; mais il n'y a rien à espérer, lorsqu'il y a soudure des os (observation 96e), que l'ankylose est complète.

§ XXVIII. Teigne.

97e *Observation.* — L'enfant B....., de Bagnols, âgé de huit ans, était atteint de teigne depuis qu'il était né. Sa tête était recouverte de croûtes dures, épaisses, de couleur fauve; il y en avait aux épaules et aux bras; les eaux lui furent données en boisson, en bains tempérés et en douches que l'on promenait sur les endroits malades. Au bout de vingt jours de ce traitement, tout avait disparu, la peau était rentrée dans l'exercice de ses fonctions.

98e *Observation.* — Un frère de l'enfant dont je viens de rapporter l'observation avait la tête couverte par une seule croûte, qui, détachée dans quelques endroits, laissait apercevoir des surfaces rouges, ulcérées, fournissant un liquide visqueux, coulant à travers les nombreuses fissures qui sillonnaient cette enveloppe crustacée d'où s'exhalait une odeur de souris. Il prit pendant vingt jours les eaux, en bains, douches et boisson; elles eurent le succès le plus complet.

99e *Observation.* — P..., des Salses, commune de la Rouvière (Lozère), âgé de dix-sept ans, avait plusieurs plaques de teigne disséminées sur le cuir chevelu et sur plusieurs endroits du corps. Après vingt-cinq jours de l'emploi des bains et des douches de Bagnols, la peau fut entièrement nette; elle n'offrait plus que des taches rouges qui indiquaient la place qu'avaient occupée les ulcérations faveuses.

100e *Observation.* — F.., de Mende, âgé de onze ans, portait depuis son enfance des pustules croûteuses sur le cuir chevelu et sur d'autres régions du corps, répandant une odeur nauséabonde, fortement adhérentes à la peau, et d'une couleur blanchâtre. Beaucoup de remèdes avaient été inutilement employés, lorsque cette fille fut conduite à Bagnols; elle y fut traitée par les bains et les douches, qui hâtèrent tellement la guérison, que tout fut cicatrisé en fort peu de temps.

100e (*bis*) *Observation.* — Une famille entière du village d'Allenc (Lozère), affectée de teigne, trouva une guérison complète aux eaux de Bagnols; les plus jeunes n'eurent besoin que d'une seule saison; il y en eut trois dont la maladie, après avoir disparu, se renouvela au printemps suivant par des plaques et des croûtes qui ne prirent pas une grande étendue; une seconde saison mit le sceau à la guérison de deux; le troisième, qui était le plus gravement affecté de tous, n'obtint son entier rétablissement qu'au bout de quatre saisons.

Un homme du même village, âgé de trente-quatre ans, témoin de la guérison que ses voisins avaient obtenue d'une maladie qu'il avait lui-même depuis l'âge de douze ans, et qui avait été rebelle à un nombre infini de remèdes, eut aussi le bonheur de guérir après avoir fait plusieurs saisons à Bagnols.

Réflexions. — Les eaux de Bagnols intervertissent sans trouble et sans danger la direction vicieuse des efforts de la nature ; elles modifient et changent la vitalité des surfaces malades, par l'action stimulante qui leur est particulière, et par le contact immédiat des substances qui les minéralisent, telles que le soufre à divers états de combinaison, le chlorure de sodium et divers carbonates, agents thérapeutiques que la médecine oppose avec le plus de succès contre les différentes formes de teigne.

§ XXIX. Gale.

101e *Observation.* — Gausy, de Saint-Julien-du-Tournel (Lozère), avait le corps couvert de croûtes de gale que rien ne pouvait guérir ; il eut recours aux eaux de Bagnols, qu'il prit pendant trois semaines en bains, boisson et douches, en même temps qu'il se frictionnait la peau avec une pommade soufrée ; il se retira parfaitement guéri.

102e *Observation.* — La fille Bouchité, de la

Sage, commune de Saint-Étienne-du-Valdonnez (Lozère), était atteinte depuis deux ans de gale, pour laquelle elle avait employé un grand nombre de remèdes qu'elle avait faits avec beaucoup d'exactitude, sans en retirer le moindre avantage; la maladie persistait toujours, lorsqu'elle vint boire les eaux de Bagnols, et se baigner dans la piscine. Elle s'en retourna au bout d'un mois parfaitement guérie, et depuis lors elle n'a plus rien ressenti.

103e *Observation.* — Barnier, de Vilmésac (Aveyron), âgé de trente-huit ans, s'était toujours bien porté jusqu'au moment où il contracta la gale, qu'il fit disparaître très promptement; depuis lors, sa santé avait été toujours mauvaise; il avait des palpitations de cœur qu'on regardait comme résultant d'un anévrysme. Un grand nombre de remèdes avaient été employés sans succès, quand il se rendit à Bagnols en 1828; la boisson des eaux, les bains de la piscine et les douches appelèrent dès le quatrième jour une éruption boutonneuse à la peau, qui fut alors frictionnée avec une pommade sulfuro-alcaline; quelques jours après les boutons disparurent, et les battements du cœur devinrent insensibles; quand cet homme s'en alla, tout portait à regarder sa guérison comme parfaite; le retour à la santé était signalé par celui du sommeil, de l'appétit et de la gaîté.

104ᵉ *Observation.*— George, de Blése (Cantal), âgé de quarante-deux ans, avait été guéri de la gale par deux frictions d'un remède qu'on lui avait fourni. Depuis ce moment, il éprouva un malaise général et de la démangeaison à la peau, où il sortait de temps en temps de petits boutons; il fut affecté d'une douleur constante à l'estomac, accompagnée de fréquents vomissements. Les eaux de Bagnols, en boisson, bains et douches, lui rendirent la santé dans vingt-six jours.

Réflexions. — On ne vient guère à Bagnols pour guérir la gale; il y a une foule de remèdes qui sont préférables à nos eaux, lorsqu'elle est récente et exempte de complication; mais lorsque cette affection a duré déjà un certain temps, qu'elle a produit de grands ravages sur la peau et qu'elle a résisté aux moyens qui la détruisent ordinairement, ces eaux, associées avec certains topiques appropriés, conviennent infiniment mieux que tout autre médicament (observations 101ᵉ et 102ᵉ). Elles sont même d'une nécessité indispensable, si des organes profonds en ont reçu une impression fâcheuse, par une disparition trop prompte occasionnée par des médicaments répercussifs ou trop irritants (observations 103ᵉ et 104ᵉ).

§ XXX. Dartres.

105e *Observation.* —Bresson, de Sainte-Croix (Aveyron), âgé de 27 ans, d'une constitution sanguine, portait depuis un an, au bras, une dartre douloureuse qui laissait suinter un liquide épais et ichoreux. Envoyé à Bagnols en 1826, il y but les eaux, et prit des bains tempérés pendant trente-cinq jours ; la dartre disparut sans retour.

106e *Observation.* — Seuvrier, de Saint-Laurent (Lozère), âgé de 10 ans, jouissant d'une faible santé, avait une dartre vive qui occupait une partie du cou ; elle était accompagnée de douleur, de prurit et de suintement. Depuis environ 18 mois, ce jeune homme était dans cet état, lorsque, fatigué de l'inutilité des remèdes de toute espèce qu'il avait employés, il vint réclamer le secours des eaux de Bagnols : après trente-deux jours de l'usage de la boisson et des bains tempérés, l'affection herpétique n'existait plus.

107e *Observation.*— Dévozel, d'Anzon (Haute-Loire), âgé de 13 ans, d'une constitution très délicate, vint à Bagnols pour une affection dartreuse sur la jambe qui durait depuis deux ans. Des bains tempérés pris exactement pendant dix-huit jours et associés à la boisson, firent disparaître cette maladie.

108e *Observation.* — Salanson, du Villaret, commune d'Allem (Lozère), âgé de 18 ans, était atteint depuis quatre ans de dartres farineuses répandues sur tout le corps, et particulièrement dans le cuir chevelu ; les eaux de Bagnols en boisson et en étuves l'en délivrèrent après vingt jours de traitement.

109e *Observation.* — Mme Delfosse, de Saint-Étienne (Loire), âgée de 14 ans, fut envoyée à Bagnols en 1836, par le docteur Marée, pour une dartre squameuse répandue sur toutes les parties du corps. Elle fit usage des eaux en boisson et en étuves pendant trois semaines. Dès les premiers jours de ces remèdes, les écailles herpétiques se détachèrent, et les démangeaisons se ralentirent : avant la fin du traitement, la peau était nettoyée.

110e *Observation.*—Émilie Bancillon, de Mende, âgée de 15 ans, avait une dartre squameuse qui lui couvrait le visage. En 1837, elle prit les eaux de Bagnols en boisson et en étuves pendant vingt jours, et partit entièrement guérie, ne conservant au visage qu'un peu de rougeur, qui lui donnait un certain air de fraîcheur, qu'elle désirait conserver.

111e *Observation.* — M. Lioger, aumônier de l'hospice d'Issingeaux, âgé de 40 ans, portait sur tout le corps des taches rouges et écailleuses accompagnées de beaucoup de démangeaisons. Il prit en 1838 et en 1839 les bains et les étuves de Bagnols, qui rétablirent la peau dans son état naturel.

112e *Observation.* — Souchard, d'Ambert, était atteint depuis six ans de dartres, qui consistaient en larges ulcérations au dos, et en plaques écailleuses aux bras et aux jambes, produisant une démangeaison insupportable. Cette maladie s'était accrue prodigieusement, malgré les traitements variés que M. Alibert avait prescrits pour la combattre. Ce malade arriva à Bagnols en 1825, et y passa un mois à prendre des bains dans la piscine, et à boire les eaux. Ce genre de médication rendit les ulcérations et les plaques beaucoup plus circonscrites, le suintement moins abondant, et le prurit plus supportable. Il revint aux eaux l'année suivante, et continua l'usage des bains de la piscine pendant trente-deux jours; à cette époque, la peau était rentrée dans ses conditions physiologiques.

113e *Observation.*—M.G., de Saint-Flour (Cantal), vint à Bagnols en 1824, pour une dartre ulcérée qu'il avait à l'avant-bras, et pour des boutons prurigineux occupant le scrotum et la partie interne des cuisses. Ce malade n'ayant retiré aucun avantage des eaux de Chaudes-Aigues, eut recours, en 1824, à celles de Bagnols, qu'il employa pendant quarante jours en boisson et en bains de la piscine ; ce traitement donna à l'ulcération du bras un aspect plus favorable et la rétrécit de moitié : les boutons du scrotum et des cuisses furent détruits. Une seconde saison, qu'il fit en 1825, acheva de cicatriser la dartre du bras.

114e *Observation.*— M. Édet, de Saint-Étienne (Loire), âgé de 42 ans, avait fait usage sans succès des eaux minérales d'Aix en Savoie, pour une dartre ulcérée qu'il avait à une épaule, et qui datait depuis plus de huit ans ; il prit à Bagnols en 1823, depuis le 2 du mois de juin jusqu'au 15 du mois de juillet, les eaux en boisson, en bains de la piscine et en douches. Ce malade se retira sans être entièrement guéri, mais il était considérablement soulagé.

115e *Observation.* — M. Villar, de Castres, avait une dartre ulcérée au bras, qui avait fait de grands progrès, quoiqu'il lui eût opposé pendant 3 ans les eaux de Barèges, ou de Bagnères de Luchon. Celles de Bagnols, prises pendant cinq semaines en boisson, en bains de la piscine et en douches, lui furent si salutaires, que ce malade se considérait comme guéri ; l'ulcère dartreux était diminué de plus des trois quarts.

116e *Observation.*—La fille Diet, de St.-Jullien (Lozère), avait une jambe couverte d'ulcères dartreux. Elle y éprouvait des démangeaisons si fortes qu'elle passait les nuits à s'écorcher avec fureur.

Tous les remèdes qu'elle y avait appliqués n'avaient servi qu'à étendre la maladie ; les eaux de Bagnols en boisson et en douches long-temps prolongées, firent revenir la jambe à son état normal, après un mois de traitement. Tout alla bien jusqu'au printemps suivant ; mais à cette époque l'affection herpétique se renouvela. Attaquée de nouveau par les douches de Bagnols, elle fut dissipée pour toujours, puisque dix années se sont écoulées depuis lors sans qu'il y ait eu récidive.

117e *Observation.*— Marie Comte, du Chambon (Lozère), âgée de 37 ans, portait depuis dix-huit ans une dartre rongeante qui lui avait détruit une portion du nez et du visage. Les eaux de Bagnols en boisson et en douches, prises pendant vingt jours, firent disparaître la maladie, qui resta effacée pendant dix mois : à cette époque, la dartre ayant un peu reparu au visage, cette femme se hâta de recourir de nouveau aux douches de Bagnols, qui lui furent aussi avantageuses que la première fois ; elle s'en alla avec toutes les apparences d'une guérison définitive.

117e *Observation* (bis). Vidal, de l'Arzalier, commune d'Allem (Lozère), âgé de 41 ans, se félicitait de la guérison d'une dartre qu'il avait à une jambe, dont il avait procuré la disparition par divers remèdes, lorsqu'il commença à souffrir de l'estomac, et à être affecté de vomissement : il essaya les eaux de Bagnols, qui lui réussirent au-delà de toute espérance. La douleur épigastrique cessa avec les vomissements par l'usage de la boisson; elles rappelèrent à la jambe des phlyctènes érysipélateuses, qui après avoir suinté pendant quinze jours, se flétrirent et séchèrent. Cet homme, heureux de sa guérison, n'est plus revenu aux eaux, de sorte qu'on ne peut pas dire s'il y a eu récidive.

Réflexions. — Il n'est pas indifférent de prescrire indistinctement, dans toutes les espèces de dartres, les eaux de Bagnols en bains tempérés, en bains de la piscine, en étuves et en douches : ces divers modes d'administration doivent être mis en usage avec discernement, et leur choix doit être soumis non-seulement à la forme de la maladie, mais encore à ses périodes et à la constitution des individus.

Chez les personnes délicates, nerveuses, qui ne peuvent être soumises à une forte stimulation, les bains tempérés sont très avantageux; ils détendent et calment la peau, lorsqu'elle est rouge et enflammée, et lorsque l'affection herpétique présente encore quelque caractère d'acuité (observations 105e, 106e et 107e.)

Les étuves contenant beaucoup de gaz hydrogène-sulfuré, qui a une action pour ainsi dire spéciale contre les dartres, agissent plus promptement et plus efficacement que les bains tempérés lorsque cette maladie est superficielle et disséminée sur de larges surfaces. (Observations 108e, 109e, 110e et 111e.)

Les bains de la piscine, où les principes sulfureux sont mieux conservés que dans les cabinets des bains, doivent être préférés dans les formes les plus chroniques, et dans celles qui tiennent à un vice constitutionnel. (Observations 112e, 113e, 114e et 115e.)

Les douches sont souvent associées aux bains et aux étuves : elles sont quelquefois d'une nécessité indispensable pour changer le mode de vitalité des surfaces ulcérées et faciliter la cicatrisation. (Observations 116e et 117e.)

L'usage intérieur de l'eau minérale doit être combiné avec les bains, les étuves et les douches; on a dû remarquer que la seule boisson des eaux avait fait cesser un état de souffrance qu'avait produit la répercussion d'une maladie externe (117e *bis*).

§ XXXI. Maladie vénérienne.

118e *Observation*. M..., receveur de l'enregistrement au Bleymard, fut envoyé à Bagnols pour des douleurs rhumatismales. Après quinze jours de l'usage des eaux, la peau se couvrit de pustules syphilitiques, et des ulcérations se formèrent au fond du palais. Ce malade cessa alors de se baigner et partit : il y avait cinq ans qu'il avait fait un traitement vénérien très méthodique qui avait fait disparaître en apparence la maladie dont il était atteint.

118e (*bis*) *Observation.*—V.... de Mende, avait mené une conduite régulière depuis une maladie vénérienne qu'il avait contractée il y a environ huit ans : depuis lors sa santé avait été fort dérangée ; il attribuait son état habituel de souffrance à la trop grande quantité de mercure qu'on lui avait fait prendre. Les eaux de Bagnols, dont il fit usage en 1826, mirent en évidence des symptômes d'une syphilis cachée, ancienne, et constitutionnelle; il se déclara une exostose à la voûte palatine, et des ulcérations aux amygdales : ce jeune homme fut immédiatement soumis à un traitement vénérien qui le délivra de tous ses maux.

Réflexions. — On rencontre souvent à Bagnols des jeunes gens qui, ayant eu des maladies vénériennes, viennent, avant de contracter mariage, faire l'épreuve de leur guérison, et s'assurer, par l'usage des eaux, s'ils sont entièrement délivrés du virus syphilitique. On sait en effet que les sources sulfureuses ont la propriété de développer les affections vénériennes lorsqu'elles sont encore cachées ou qu'on ne fait que les soupçonner. Il y a aussi des personnes qui se rendent à Bagnols pour remédier à certains accidents causés par l'usage immodéré et inopportun du mercure.

§ XXXII. Aphonie.

119ᵉ *Observation.* (1) — « Madame de Galy, religieuse de l'abbaye de la Falque en Rouergue, âgée d'environ 35 ans, vint à Bagnols en 1734, pour une extinction de voix qu'elle avait depuis six ans, et qui était accompagnée d'une toux sèche, d'oppression et d'une expectoration tantôt puriforme et tantôt sanguinolente. Elle avait rendu à plusieurs reprises des vomiques. Cette dame, que personne ne pouvait entendre, et qui était obligée de parler par signes, eut à peine pris les eaux pendant cinq jours, qu'elle se fit entendre parfaitement. Elle y resta néanmoins quelques jours de plus, et s'en retourna guérie non-seulement de l'extinction de voix, mais encore des accidents qui accompagnaient cette maladie.

» Mon père fut encore consulté, il y a deux ans, pour la même dame, à laquelle les mêmes accidents étaient revenus depuis dix ou onze mois, en ayant été exempte pendant les dix-huit années d'intervalle ; un rhume violent qui la fatigua beau-

(1) Les quatre observations suivantes relatives à l'aphonie sont extraites de la dissertation (page 46) de M. Bonnel de la Brageresse (ouvr. cité.)

coup et qui avait abouti à lui procurer quelques crachats sanguinolents, et même à produire quelque suppuration dans les anciennes cicatrices des vomiques, avait enfin dégénéré en une extinction de voix aussi forte que la première. Mon père ne balança point à lui proposer la boisson de nos eaux, qui avait eu tant de succès la première fois ; et effectivement, elle n'en eut pas pris trois jours, que la voix lui revint, que la toux cessa et que les crachats devinrent louables et naturels. Cette dame s'en retourna chez elle en bonne santé après avoir pris encore huit à dix jours les eaux, et ce bon état s'est maintenu jusqu'à présent.

119e (*bis*) *Observation.* « M. l'abbé Lemaître, chanoine de Mende, était atteint d'une extinction totale de voix uniquement par sécheresse de poitrine, d'ailleurs sans toux ni oppression : nombre de bouillons et autres remèdes béchiques qu'il avait pris ne lui ayant procuré aucun soulagement, il prit les eaux de Bagnols avec tant de succès, que non-seulement il fut entièrement guéri, mais que sa voix devint plus forte, et que cette indisposition ne lui est plus survenue. »

120e *Observation.* « Ma grand'mère maternelle, dont la poitrine était naturellement délicate, fut atteinte, peu de temps après être relevée de couches, d'une toux fréquente avec une petite fièvre, perte d'appétit et extinction de voix ; les adoucissants, les laitages et autres béchiques incrassants n'ayant produit aucun effet, on lui conseilla les eaux de Bagnols qu'on fit transporter à Mende, et qui la guérirent radicalement.

121e *Observation.* « Mademoiselle de la Brétoigne de Saugues, sœur de M. de la Bretoigne de la Valette, médecin de cette ville, dame de l'Union à Mende, était atteinte d'une sécheresse de poitrine et d'une aphonie totale. Les béchiques les plus appropriés, le lait de vache, d'ânesse furent mis en usage sans aucun succès : l'air natal, qu'elle fut prendre, ne réussit pas mieux. Enfin, adressée à Bagnols pour y boire les eaux, elle y recouvra la parole et une parfaite santé. »

122e *Observation.* Marie Durand, religieuse, de Chanac (Lozère), perdait chaque année la voix, pendant le carême qu'elle passait en jeûne et en abstinence; elle ne parlait plus qu'à voix basse, lorsqu'elle vint, en 1826, boire les eaux de Bagnols. Au huitième jour du traitement, l'articulation de la voix s'opéra d'une manière incomplète, et bientôt après elle reprit son timbre et sa clarté première.

123e *Observation.* — Anne Bataille, institutrice du village de Montbel (Lozère), âgée de 39 ans, avait une extinction de voix, par suite de l'exercice prolongé de la parole. La boisson des eaux de Bagnols, qu'elle prit en 1827, lui rendit dans quinze jours la voix forte, claire et parfaitement timbrée.

124e *Observation.* — Marguerite Rambier, de Coulagnes-Hautes, commune de Rieutort (Lozère), avait perdu subitement la voix, après avoir bu de l'eau froide pendant qu'elle était en sueur : elle avait une aphonie depuis onze mois, lorsqu'elle arriva à Bagnols en 1838. Elle fit usage de la boisson des eaux pendant six jours, sans s'apercevoir d'aucune amélioration. Il lui fut prescrit alors d'employer la grande douche, et de la promener sur toute la circonférence du cou. Après une seule application de la douche, cette fille avait recouvré la voix dans toute son intégrité.

125e *Observation.* — Gachon, du Mazel, commune d'Allenc (Lozère), était privé depuis plusieurs années de la faculté de parler ; il ne pouvait se faire entendre qu'à voix basse ; cette extinction de voix lui était survenue après avoir avalé de la neige pendant que son corps était en transpiration. Une première saison des eaux de Bagnols en boisson et en étuves dissipa une partie de l'aphonie. L'année suivante, les mêmes moyens aidés de la douche dirigée sur la partie postérieure du cou, amendèrent cette maladie au point que cet homme pouvait parler assez haut pour être entendu à une certaine distance.

126e *Observation.* — Mademoiselle R. . . . .,

de Nismes, âgée de 21 ans, phthisique, arriva à Bagnols avec une extinction de voix et fièvre lente continue; les eaux ne pouvant lui être d'aucun secours, elle s'en retourna après avoir pris pendant huit jours un verre d'eau minérale refroidie, coupée avec parties égales de lait d'ânesse.

Réflexions.— On fait une heureuse application des eaux de Bagnols dans l'aphonie qui dépend d'une trop grande susceptibilité des organes respiratoires (observations 119e *bis*, 120e et 121e.), lorsqu'elle a succédé à une alimentation insuffisante ou peu substantielle (observation 122e), à l'exercice forcé de la parole (observation 123e); à l'impression du froid, ou après avoir pris des boissons froides, le corps étant en sueur, comme cela se remarque chez le sujet de l'observation 124e, dont la guérison fut si rapide à Bagnols que, dans des temps de superstition, on l'aurait traitée de miraculeuse. Mais il n'y a rien à espérer pour les personnes qui ont perdu la voix par suite d'une lésion organique du larynx ou des poumons (observation 126e).

§ XXXIII. Affections pulmonaires chroniques.

127e *Observation.* — Jouannel, d'Uzès (Gard), âgé de trente-deux ans, fut pris à la suite d'un bain froid de toux et d'oppression de poitrine.

Malgré les adoucissants et les expectorants de toute espèce, la maladie ne finissait pas : après onze mois de souffrance, il fit usage des eaux de Bagnols en boisson et en bains de la piscine, et il fut complétement rétabli dans quinze jours.

128e *Observation.* — Souchon, prêtre de Rhodèz, âgé de 40 ans, éprouvait chaque hiver des rhumes fort opiniâtres, qu'il contractait en séjournant trop long-temps dans une église froide et humide : lorsqu'il arriva à Bagnols en 1823, il inspirait des craintes sérieuses sur l'état de sa poitrine. Il était pâle, maigre, essoufflé et si faible qu'il ne pouvait plus dire la messe ; la toux continuait nuit et jour. Les eaux, en bains et en boisson, prises pendant seize jours, améliorèrent si bien la santé de ce malade, qu'il passa l'hiver suivant sans tousser, et qu'il a continué à se bien porter.

129e *Observation.* — Chauvin, de Barres (Aveyron), âgé de trente-cinq ans, ayant été exposé souvent à la pluie et au froid, était sujet à des rhumes fréquents qui le tourmentaient cruellement par une toux des plus violentes. Il prit les eaux de Bagnols pendant vingt jours, en boisson, en bains de la piscine et en étuves, et depuis cette époque il a joui d'une très bonne santé.

130e *Observation.*— Marie Galesse, de Mende, âgée de vingt-six ans, avait la poitrine faible et irritable; elle fut atteinte d'un catarrhe pulmonaire, à la suite de l'immersion de ses mains dans une eau de fontaine très froide. La toux continuait avec opiniâtreté depuis huit mois; les crachats étaient muqueux et d'une difficile expectoration : sous l'influence des bains et de la boisson des eaux de Bagnols, le catarrhe s'améliora promptement et se termina en assez peu de temps.

130e (*bis*) *Observation.*— Mlle D...., de Mende, âgée de vingt-un ans, ayant la poitrine peu large, d'une constitution faible et délicate, était fort sujette à s'enrhumer. Le moindre coup d'air lui occasionnait des maux de gorge et la faisait tousser pendant six mois de l'année. Les eaux de Bagnols, dont elle fit usage pendant trois années de suite en boisson et en bains tempérés, eurent pour résultat de lui fortifier la poitrine et de faire cesser le renouvellement de ses rhumes périodiques.

131e *Observation.* — Mazan, de Générargue (Gard), était atteint depuis six ans d'un rhumatisme qui, d'abord aigu et presque général, était passé insensiblement à l'état chronique, et s'était localisé sur la région de la poitrine en s'accompagnant de vives douleurs. Cet homme toussait fréquemment, expectorait des crachats blanchâtres et était très souvent oppressé. Il vint à Bagnols, en 1834. Il but les eaux, prit des étuves et quelques douches entre les deux épaules. Ce traitement fut continué dix-huit jours; il eut pour résultat la disparition complète de la toux, des crachats et des douleurs vives que ce malade ressentait dans la poitrine.

132e *Observation*. — Bardel, de Milhau, âgé de trente-six ans, vint à Bagnols, en 1826, pour un rhume qu'il avait depuis quinze mois. Il avait les deux mains déformées par suite d'un rhumatisme articulaire qu'il avait gardé pendant six ans; depuis le moment qu'il avait eu la poitrine affectée, il n'avait plus ressenti son rhumatisme. Il but les eaux à la dose de huit verres par jour, et fit tomber la douche sur toutes les articulations qui devinrent, dès le troisième jour, excessivement douloureuses et tuméfiées. Dès ce moment, la poitrine fut dégagée; cet homme suspendit tout remède pendant une semaine et continua ensuite les eaux en ne prenant que des étuves sans douches; sa santé s'améliora sensiblement, à la suite des sueurs très abondantes que ce traitement lui procura.

133e *Observation*. — Malachanne, de Pommaret (Lozère), âgé de quarante-cinq ans, avait depuis deux ans la poitrine affectée au point de faire concevoir des craintes sérieuses. Il toussait sans relâche et rendait une énorme quantité de crachats par jour. Les eaux de Bagnols, prises en boisson et en bains, le ramenèrent, au bout de quinze jours, d'une position désespérée à une santé parfaite.

134e *Observation.* — Bonnier, d'Aubin (Aveyron), âgé de vingt-sept ans, avait perdu sa mère et une sœur de la phthisie pulmonaire ; elle-même toussait depuis trois ans qu'elle avait eu la rougeole, et se plaignait beaucoup de la poitrine. Elle prit, en 1829, les eaux de Bagnols en boisson et en bains tempérés, pendant vingt jours. Depuis lors, elle a joui de la meilleure santé.

135e *Observation.* — Droullin, de Nîmes, âgé de dix-huit ans, ayant les glandes du cou engorgées et ulcérées, avait eu plusieurs catarrhes pulmonaires très rapprochés. La maigreur et la faiblesse étaient extrêmes. Il toussait nuit et jour, et crachait peu. Le bruit de la respiration était affaibli du côté gauche de la poitrine : la percussion y donnait un son moins retentissant que de l'autre côté. En 1824, il but les eaux de Bagnols, prit des bains tempérés dont on augmenta progressivement la chaleur. Après un mois de traitement, il s'en retourna comme s'il n'avait jamais souffert de la poitrine. L'état de son cou n'était plus reconnaissable, à raison des changements heureux qui s'y étaient opérés.

136e *Observation.* — Rollin, de Montpellier, âgée de dix-neuf ans, née de parents scrofuleux, et scrofuleuse elle-même, fut envoyée, en 1824, à

Bagnols, par le professeur Baumes. Elle avait les glandes du cou en suppuration, elle toussait continuellement et avait des sueurs nocturnes. La poitrine, percutée et auscultée, donnait un son clair et laissait entendre partout le bruit respiratoire. Elle usa de la boisson des eaux et des bains tempérés, depuis le 4 juillet jusqu'au 6 du mois d'août. Avant la fin de ce traitement, elle ne suait plus pendant la nuit, la toux était bien diminuée: les ulcères scrofuleux du cou étaient en voie de cicatrisation. Pour consolider sa guérison, cette jeune personne revint à Bagnols, en 1825 ; elle y reprit les mêmes remèdes avec autant d'avantage que la première fois.

137e *Observation.*— « M. le comte de Morangier (Mémoire de M. Bonnel de la Brageresse, p. 49), maréchal des camps et armées du roi, était tourmenté depuis long-temps d'une toux opiniâtre accompagnée de temps en temps d'une expectoration sanguinolente et puriforme, et d'une oppression notable : nombre de bons secours qu'il avait mis en usage à Paris, à Toulouse et ailleurs n'avaient pu l'en guérir et ne lui avaient procuré qu'un léger soulagement. Les eaux de Bagnols, prises à petites doses, mais continuées pendant quelque temps furent pour lui un remède souverain en 1762. Au bout de trois ou quatre ans, ce seigneur, ayant eu encore quelque menace de son indisposition, revint aux eaux qui lui avaient si bien réussi la première fois, et qui ne lui furent pas moins salutaires à cette seconde reprise, puisqu'il y recouvra une parfaite santé dont il a joui depuis cette époque.

138e *Observation.*— «M. Constand, habile chirurgien du Malzieu, avait été sujet à des rhumes violents et à une toux opiniâtre qui était quelquefois suivie de crachats légèrement sanglants. Il fut atteint d'une vomique de poumon qui le réduisit à l'extrémité. La rupture se fit du côté des bronches et il rendit pendant longtemps des crachats purulents. L'usage des béchiques, des vulnéraires et du laitage, fit à la fin cicatriser l'ulcère qui résulta de la rupture de la vomique; mais les anciens accidents se soutinrent toujours, et il était sujet de temps en temps à une toux violente qui lui occasionnait de grandes douleurs aux côtés et aux épaules, et produisait souvent des crachats sanguinolents. La boisson des eaux, qu'il but à deux différentes reprises dans la même année, le guérit radicalement, et, depuis ce temps, il jouit de la santé la mieux établie.

139e *Observation.* — «Madame Fixes (*page* 78 *du mémoire cité*), belle-sœur du célèbre médecin de ce nom qui vint à Bagnols en 1772, après avoir eu quatre ou cinq attaques de crachement de sang en différents temps, toussait, était oppressée et ne pouvait faire le plus léger exercice sans être essoufflée. L'usage des eaux, coupées avec un quart de lait, continué pendant quinze jours, la guérirent parfaitement de tous ces accidents, et sa santé s'est très bien soutenue depuis cette époque.

140e *Observation.* — «Madame la marquise de Montferrier et M. son fils, syndic général de la province du Languedoc, en ont éprouvé le même succès l'année dernière par la même méthode, et pour une infirmité du même genre. Nous avons eu le plaisir de les y voir revenir cette année presque uniquement par reconnaissance pour ces eaux, et pour prévenir la rechute.»

141e *Observation.* — Amouroux, de Bagnols, âgé de 40 ans, avait passé un an à tousser et à cracher du sang mêlé de pus. Les moyens les plus appropriés ne lui ayant procuré aucun soulagement, il but les eaux de Bagnols pendant vingt-quatre jours, à la dose de huit verres chaque matin. Par l'effet de ces remèdes, cet homme cessa de tousser et de cracher. Depuis cette époque, il a pu se livrer aux travaux les plus pénibles de campagne.

142e *Observation.* — Cabanis, de Nîmes, âgé de 47 ans, ayant eu trois sœurs mortes de la phthisie pulmonaire à peu près à son âge, arriva à Bagnols réduit presque à un état de marasme par suite d'une maladie de langueur. Il était pectoriloque au-dessous de la clavicule droite, où l'on entendait beaucoup de gargouillement; il but les eaux pendant trois semaines, et en prit la vapeur à la porte de la piscine; il partit très satisfait de son état; sa santé s'était singulièrement améliorée; la pectoriloquie était moins étendue, et le gargouillement très rare.

143e *Observation.*— La femme Veyrunes, d'Allenc (Lozère), âgée de 50 ans, était dans un état de phthisie fort avancée; le côté gauche de la poitrine offrait une pectoriloquie manifeste et un son évidemment moins clair que le côté droit; la toux était fréquente et sèche; le pouls était calme et l'appétit excellent. Elle vint boire, en 1836, les eaux de Bagnols, malgré tous ses parents, qui regardaient sa maladie comme étant près de son terme. Pendant l'administration de ces remèdes, la toux s'apaisa et les forces se remontèrent. Cette femme passa l'hiver suivant sans tousser; elle était dans le meilleur état possible, lorsque, s'étant exposée au froid, elle recommença à tousser, à être oppressée et à maigrir. Ces accidents la déterminèrent à retourner aux eaux, qui cette fois encore la soulagèrent considérablement. Elle n'est morte que trois ans après, par suite d'une colliquation purulente et alvine.

144e *Observation.*— Roux, de Gros, Viala, commune de Belvezet (Lozère), âgé de 34 ans, avait pris plusieurs fois les eaux de Bagnols, pour une maladie de poitrine qui lui inspirait des inquiétudes sérieuses. Ces remèdes lui étaient chaque fois si salutaires, qu'il pouvait ensuite continuer ses travaux pénibles de laboureur. Un rhume qu'il contracta en 1832 le jeta dans un extrême dépérissement : il rendait des crachats purulents, la fièvre hectique ne le mouillait pas ; il mouillait plusieurs chemises dans la nuit : le moindre écart de régime lui donnait une diarrhée colliquative. Malgré cet état avancé de phthisie, ce malade se fit porter à Bagnols en 1833. Les eaux lui ayant été interdites, il s'en retourna sans les prendre.

145e *Observation.* — Bastide du Feljas, commune de Saint-Julien (Lozère), âgé de 43 ans, appartenant à une famille de phthisiques, était atteint d'une maladie de langueur qui l'avait jeté dans une maigreur et une faiblesse excessive; il avait une fièvre continue et une diarrhée consomptive, il expectorait des crachats sanguinolents et purulents. Il passa huit jours à Bagnols, où il respira la vapeur des eaux, dont il était fortement soulagé ; il ne succomba que quelques mois après.

146e *Observation.* — La femme Busset, de Saint-Julien-du-Tournel, âgée de 30 ans, née de parents sains, s'allia avec une famille dont plusieurs membres étaient morts de la poitrine. Elle commença à tousser pendant le cours d'une grossesse :

après l'accouchement, la toux, loin de se calmer comme on s'y attendait, devint beaucoup plus forte. Après avoir employé plusieurs remèdes, qui ne la soulagèrent même pas, elle vint boire les eaux de Bagnols, à la dose de six verres par jour; mais ses souffrances allaient en augmentant : il fallut qu'elle cessât la boisson, pour y substituer l'inspiration de la vapeur, dont elle se trouva si bien, qu'elle conçut l'espoir de la guérison : cependant, la maladie, après avoir suspendu sa marche pendant plusieurs mois, fit de nouveaux progrès et se termina par la mort.

Réflexions. — La facilité avec laquelle furent soulagés les sujets nos 127, 128, 129, 130 et 130 *bis*, dont la poitrine était en souffrance par suite d'un refroidissement de la peau, annonce que le mal n'était encore que superficiel, et qu'il ne s'était pas étendu au-delà de la muqueuse bronchique; les eaux, en rétablissant les fonctions physiologiques de la peau, firent cesser la concentration morbide interne, et corrigèrent même la prédisposition qui la développait sous l'influence des causes les plus légères.

Les nos 131 et 132 étaient atteints d'une affection pulmonaire compliquée de rhumatisme; les nos 135 et 136 avaient aussi une maladie du poumon compliquée de scrofules ; les eaux de Bagnols produisirent une amélioration remarquable. Chez le n° 133, elles tarirent la source des crachats, qui, par leur abondance, constituaient le point le plus grave de la maladie. C'est à leur emploi qu'est due la guérison des malades (n°s 134, 137, 138, 139, 140 et 141), dont la vie était gravement compromise; elles soulagèrent considérablement le n° 142, et suspendirent pendant plusieurs années la marche de la phthisie du n° 143. Elles furent interdites au n° 144, qui était parvenu à la dernière période de la consomption pulmonaire : elles n'auraient pas manqué d'accélérer la mort du malade, en donnant plus d'activité à la circulation.

§ XXXIV. Asthme.

147e *Observation.*—Catherine Creix, de Mende, âgée de 40 ans, avait une oppression qui n'avait pu être guérie par les moyens les mieux indiqués; le moindre exercice lui occasionnait un essoufflement accablant. Les eaux de Bagnols, qu'elle prit en boisson en 1807, lui dégagèrent la poitrine dans quatre jours.

148e *Observation.* — Velay, des Sagnes, commune de Saint-Julien (Lozère), âgé de 43 ans, était sujet à des accès de suffocation et de violentes quintes de toux, qui lui survenaient surtout pendant les temps froids et humides; il n'y avait rien d'anormal au cœur. Il trouva sa guérison à Bagnols, après y avoir pris pendant vingt jours les eaux en boisson et en bains.

149e *Observation.* — La femme Fabre, des Salesses commune d'Allenc (Lozère), âgée de 45 ans, était sujette à la courte haleine ; elle toussait et crachait pendant six mois de l'année. Chaque fois qu'elle faisait usage des eaux de Bagnols, elle passait ensuite des hivers excellents.

150e *Observation.* — La femme Dufour, des Vans (Ardèche), âgée de 60 ans, passait tous les hivers à tousser et à cracher : le retour de la belle saison faisait disparaître tout-à-fait cet état de maladie, qui recommençait au retour des premiers froids. Toutes les fois qu'elle prenait les eaux de Bagnols, elle était sûre de passer l'hiver suivant bien portante.

151e *Observation.* — Marchal, de la Guiole (Aveyron), âgé de 55 ans, a employé pendant plusieurs années les eaux de Bagnols en boisson et en bains, pour une oppression de poitrine, qui se déclarait au commencement de l'hiver et finissait dans le milieu du printemps. Cette maladie lui procurait de longs accès de toux, et le faisait cracher à flots. Les eaux lui ont rendu son état très supportable.

152e *Observation.* — Galot, de Marcillac (Aveyron), âgé de 48 ans, était asthmatique depuis six ans; il avait des attaques très vives de cette maladie, et des quintes de toux accompagnées d'expectoration blanche très abondante. Aucun moyen dirigé contre cette affection n'avait réussi. Les eaux de Bagnols, prises pendant trois ans en boisson et en bains, placèrent cet homme dans un état voisin de la guérison.

153e *Observation.*—Veyrunes de Chazaux, commune de Saint-Frégal (Lozère), âgé de 59 ans, était sujet à l'asthme depuis deux ans; l'oppression était si forte, qu'il ne pouvait garder la position horizontale au lit: les eaux de Bagnols en bains et en boisson, amenèrent une amélioration notable dans la dyspnée.

154e *Observation.* — Dellet, de Saint-Ambroix (Gard), âgé de 55 ans, était affecté d'attaques d'asthme qui se répétaient très souvent: la marche un peu précipitée le menaçait de suffocation; il avait habituellement une dyspnée très prononcée, accompagnée de toux avec expectoration abondante de matières pituiteuses; le cœur n'offrait rien d'irrégulier. Après plusieurs traitements par les eaux de Bagnols, en bains tempérés et en boisson, les accès d'asthme disparurent, la respiration devint plus libre, la toux et l'expectoration diminuèrent beaucoup.

155e *Observation.* — Vialle, du Monteil (Aveyron), âgé de 37 ans, avait eu dans sa vie plusieurs rhumatismes longs et douloureux, qui lui avaient rendu la respiration courte et les battements du cœur forts et tumultueux. Les eaux de Bagnols, en boisson et en étuves, dissipèrent dans vingt-quatre jours tous ces graves symptômes qui faisaient craindre une lésion organique du cœur.

156e *Observation.* — Mlle G. Dupuy, âgée de 26 ans, à la suite d'une suppression menstruelle, fut prise d'oppression et de palpitations de cœur qui soulevaient la main. Aucun moyen n'ayant pu maîtriser ces graves accidents, elle se rendit à Bagnols, où elle prit pendant un mois des demi-bains chauds, qui firent revenir les règles et cesser les palpitations.

Réflexions. — Il n'y avait rien de plus salutaire que les eaux de Bagnols pour rétablir l'équilibre rompu entre la peau et le poumon, chez les nos 149, 150 et 151, dont la maladie disparaissait pendant la saison de l'été, lorsque la réaction du centre à la circonférence n'était plus contrariée par le froid. Il n'y avait également rien de plus convenable pour changer la direction vicieuse des mouvements vitaux, chez les nos 147, 148, 152, 153 et 154, dont les poumons étaient en souffrance, sous l'influence de certaines causes qui furent neutralisées ou déplacées par l'action minérale.

Chez le no 153, le cœur n'était-il pas plutôt

modifié dans sa vitalité que dans sa structure, par la rétrocession du rhumatisme, qui ne produit de lésion organique qu'avec beaucoup de lenteur, mais qui l'aurait déterminée si le cœur fût resté plus long-temps dans une agitation violente ; dans ces sortes de cas, avant d'en venir à l'application des eaux, il faut être bien sûr du caractère de la maladie et des circonstances dans lesquelles elle s'est développée, comme dans l'observation 156e, où, au lieu d'une altération du cœur, il n'y avait qu'une excitation de cet organe par défaut de la menstruation : les eaux ayant rétabli l'évacuation périodique, les mouvements du cœur devinrent réguliers et naturels.

§ XXXV. Affections gastriques chroniques.

157e *Observation.*— Rouzet, instituteur à Roquemaure (Gard), âgé de 42 ans, se trouvait sans appétit depuis plusieurs années, et était affecté de douleurs d'estomac accompagnées d'éructations nidoreuses et fétides ; il fut rétabli dans l'espace de quinze jours par les eaux de Bagnols, qu'il prit en boisson à la dose de huit verres par jour.

158e *Observation.*—Vidal, de l'Arzalier, commune d'Allenc (Lozère), âgé de 27 ans, mal nourri et soumis à des travaux pénibles, se plaignait habituellement de l'estomac ; il digérait mal, et vomissait souvent ce qu'il avait mangé. Les eaux de Bagnols, dont il fit usage en boisson pendant quinze jours, lui réussirent parfaitement.

159e *Observation.* — Beaunière, de Chalençon (Gard), âgé de 40 ans, se plaignait depuis plusieurs mois de douleurs sourdes vers le creux de l'estomac; il ne digérait qu'avec une extrême difficulté le peu d'aliments choisis qu'il prenait ; il éprouva des effets très satisfaisants de la boisson des eaux de Bagnols, dont il fit usage en 1826, à deux reprises différentes.

160e *Observation.*— Lacroix, d'Anduse (Gard), âgé de 55 ans, était sujet à des vomissements et à des coliques qui lui causaient beaucoup d'inquiétude, parce qu'aucun remède n'avait pu le soulager. La boisson des eaux de Bagnols le remit en bonne santé.

161e *Observation.* —La fille Paradis, restant au couvent de Quésac (Lozère), âgée de 26 ans, était atteinte depuis deux ans de vomissement et de diarrhée ; le pouls était naturel, la peau fraîche et la cavité du ventre exempte de douleur. Cette malade obtint sa guérison par les eaux de Bagnols, qu'elle prit pendant 13 jours en 1836 ; deux ans après, la maladie s'étant reproduite avec beaucoup d'intensité, les mêmes moyens la dissipèrent de nouveau dans moins de six jours.

162e *Observation.*—Vidal, de Barres, près Langogne, âgé de 18 ans, se plaignait d'une douleur constante à l'estomac; il avait les digestions lentes et laborieuses, des rapports et des coliques flatulentes; il éprouvait par intervalles un sentiment de constriction des viscères abdominaux, comme s'ils étaient fortement comprimés. Après avoir bu les eaux de Bagnols pendant vingt jours, il se trouva jouir de la meilleure santé.

163e *Observation.*—Dufau, de Nîmes, âgée de 31 ans, avait beaucoup d'appétit, mais les digestions étaient très imparfaites; elle était prise plusieurs fois dans le jour d'éructations, de gaz qui lui faisaient jeter les hauts cris. Les eaux de Bagnols qu'elle prit en boisson pendant vingt jours, à la dose de huit verres chaque matin, dissipèrent les phénomènes morbides qui étaient concentrés sur les organes digestifs.

164e *Observation.*—Mme veuve d'Alais, âgée de 35 ans, à la suite de violents chagrins, fut atteinte d'anorexie et d'un serrement convulsif dans les entrailles, qui lui faisait croire qu'elle y portait un corps étranger. Elle avait beaucoup de peine à digérer le peu d'aliments qu'elle prenait. Elle n'osait pas manger, parce que tout lui faisait mal. Elle prit à Bagnols, en 1826, les eaux en boisson et en bains tempérés, qui la délivrèrent de tous ses maux.

165e *Observation.* — Treillet, de Cassagnes,

(Aveyron), âgé de 44 ans, ayant travaillé pendant trois ans dans des souterrains, avait l'estomac fort dérangé ; il vomissait habituellement le matin à jeun des matières glaireuses et acides. L'usage de la boisson des eaux de Bagnols, de concert avec les bains de la piscine qu'il prit pendant vingt-deux jours, dissipèrent l'affection gastrique.

166e *Observation.* — Barrier, de Gignac (Gard), âgé de 52 ans, ayant habité une maison nouvellement construite fut attaqué d'un dégoût absolu pour les aliments, et de douleurs d'estomac très violentes. Il avait fait inutilement toutes sortes de remèdes. Les eaux de Bagnols, en boisson, en bains de la piscine et en étuves, rétablirent l'appétit et calmèrent les douleurs d'estomac dans moins de vingt jours.

167e *Observation.* —Negron, d'Aubrac (Lozère), âgé de trente-huit ans, avait gardé des troupeaux dans des pacages marécageux où il fallait qu'il marchât souvent dans l'eau. Il vint à Bagnols, en 1827, pour un dévoiement qu'il gardait dix mois de l'année; il avait continuellement les pieds froids comme la glace, rien ne pouvait les réchauffer. Les eaux, en boisson, en bains de la piscine et en douches sur les pieds, y firent revenir la chaleur, et les rendirent susceptibles de suer à la moindre fatigue. Le nombre des évacuations alvines se réduisit à une ou deux par jour, tandis qu'auparavant il allait jusqu'à six ou sept fois à la selle.

168e *Observation*. — C....., de Marvejols (Lozère), âgé de quarante-huit ans, adonné aux excès de table, ressentait des douleurs sourdes dans les hypocondres, accompagnées de vomissement de matières très acides, dont l'expulsion amenait un soulagement instantané ; le ventre était tendu et sensible à la pression ; la constipation était invincible: il vint, en 1826, boire les eaux de Bagnols, espérant qu'elles le guériraient ; mais il en fut tout autrement : sa maladie prenant plus de gravité, il fut obligé de s'en aller au bout de dix jours.

169e *Observation*. — Pons, de Mende, âgé de cinquante-six ans, était atteint d'un grand malaise épigastrique et d'une dureté au-dessus de l'ombilic, qui était douloureuse à la pression. Les vomissements et la diarrhée qui ne le quittaient pas l'avaient presque exténué ; il voulut essayer de boire les eaux de Bagnols, qui, loin de lui être salutaires, accrurent la diarrhée et déterminèrent des selles sanguinolentes. Il cessa les eaux au bout de six jours.

Réflexions. — Certaines affections gastriques sont avantageusement combattues par les eaux de Bagnols, comme le prouvent les sujets des observations 157e, 158e, 159e, 160e et 161e, dont les organes digestifs, exempts de toute atteinte inflammatoire, étaient seulement viciés dans leurs fonctions et dans leurs sécrétions. Ces eaux firent cesser promptement les douleurs épigastriques, les vomissements et autres accidents qui fatiguaient cruellement ces malades. Elles réussirent aux malades (nos 162, 163 et 164), qui étaient en proie à une affection venteuse entretenue par un état névropathique des viscères abdominaux. Elles ramenèrent à l'état normal les nos 165, 166 et 167, dont les fonctions de la peau étaient dérangées au préjudice des organes de la digestion; mais il n'en fut pas de même à l'égard des nos 168 et 169, dont le système gastrique était irrité depuis long-temps : les eaux exaspérèrent la maladie, au lieu de la guérir.

§ XXXVI. Aménorrhée.

170e *Observation.* — La fille du sieur Caussignac, brigadier de gendarmerie à Langogne, traînait depuis plusieurs années une existence maladive. Agée de 24 ans, les régles ne lui étaient pas encore venues. Les eaux de Bagnols, en boisson et en demi-bains, les provoquèrent au bout de six jours.

171e *Observation.*—Marie Bros, d'Allenc, âgée de 23 ans, ayant été soumise à des causes débilitantes et à des travaux pénibles, n'avait pas eu encore d'écoulement menstruel ; au troisième jour de l'emploi des eaux de Bagnols, le flux menstruel se déclara dans le bain.

172e *Observation*. — La fille Frais, d'Oltet, commune de Saint-Julien (Lozère), âgée de vingt-six ans, avait eu à dix-huit ans une légère apparition des règles ; depuis cette époque, cet écoulement n'avait eu lieu que deux ou trois fois : elle était dans un état habituel de souffrance, lorsqu'elle prit, en 1822, les eaux de Bagnols, en boisson et en bains. Quelques jours après que cette fille fut de retour chez elle, les règles fluèrent avec abondance, et leur évacuation s'est faite ensuite très régulièrement aux époques naturelles.

173e *Observation*. — Astier, de Saint-Bonnet (Lozère), âgée de vingt-cinq ans, n'avait pas encore vu couler ses règles. Elle ne pouvait se livrer à la moindre fatigue sans éprouver des étouffements et des battements de cœur. Elle avait la peau couverte de petits boutons. Elle vint à Bagnols, en 1836 ; l'usage de la boisson des eaux et des bains détermina, dès le huitième jour, l'éruption des menstrues et la cessation de tout ce qu'elle éprouvait.

174e *Observation*. — Mademoiselle B..., de Nismes, n'était pas encore réglée à l'âge de vingt-quatre ans. Elle éprouvait tantôt des érysipèles au visage, et tantôt des crachements de sang, qui faisaient craindre une maladie de poitrine. Les eaux de Bagnols lui furent données en boisson, en demi-bains et en douches sur les cuisses. Au dixième jour de ce traitement, la première émission des règles eut lieu : les bains et les douches furent suspendus, la boisson fut continuée ; depuis lors cette demoiselle a été bien portante et bien menstruée.

175e *Observation.* — Rose Bonnal, de Malassagne, commune de Rieutort (Lozère), âgée de vingt-neuf ans, était atteinte d'aménorrhée depuis treize mois environ, époque à laquelle elle avait lavé ses pieds dans l'eau froide pendant l'écoulement des règles. Les bains et les douches de Bagnols eurent pour résultat de rappeler les menstrues qui ne cessèrent de paraître ensuite aux époques habituelles.

176e *Observation.* — La femme Hillaire, de Montailoux, commune de Saint-Bausile (Lozère), âgée de vingt-sept ans, par l'effet d'un refroidissement pendant qu'elle avait ses règles, les vit arrêter tout à coup. Depuis ce moment, à chaque époque où la menstruation aurait dû avoir lieu, cette femme était prise de violentes coliques, qui la mettaient pendant plusieurs jours dans l'impossibilité de pouvoir rien faire. Cet état de souffrance durait depuis deux ans, lorsqu'elle se rendit à Bagnols, pour prendre des bains et des douches ;

au douzième jour de l'emploi des eaux, le sang menstruel parut tout à coup dans le bain, et depuis lors ce flux a été très bien régularisé.

177e *Observation.* — Mademoiselle Tardy, de Rhodèz, âgée de vingt-neuf ans, éprouvait depuis trois ans un dérangement dans l'écoulement des menstrues qui manquaient souvent, ou ne se montraient qu'à peine; par l'usage des eaux de Bagnols, qu'elle prit pendant deux saisons en boisson et en bains tempérés, elle a joui du bienfait d'être plus heureusement réglée.

178e *Observation.* — Madame G..., de Marvejols, âgée de trente-deux ans, était douée d'une grande sensibilité; l'émission des règles n'avait lieu qu'à des époques irrégulières et à des intervalles très éloignés, toujours précédée et accompagnée de vives douleurs. Cette dame passa un mois à Bagnols, en 1826, à prendre des bains tempérés, et obtint des époques périodiques plus régulières et plus calmes.

179e *Observation.* — Madame B..., de Mende, âgée de vingt-six ans, éprouvait quelques jours avant l'apparition du flux menstruel, qui était souvent en retard et peu abondant, des coliques très violentes; à la suite des bains tempérés de Bagnols, dont elle a fait usage à trois reprises différentes, les retours de la menstruation se sont accomplis avec régularité et sans douleurs.

180e *Observation.* — La fille Peytavin, de Lahours, près Mende (Lozère), âgée de 32 ans, avait les règles supprimées depuis 14 mois; elle arriva à Bagnols avec une douleur profonde au côté gauche de la poitrine, toux, difficulté de respirer, fièvre hectique, sueurs nocturnes. Les eaux lui ayant été interdites, elle s'en retourna sans les prendre.

Réflexions. — Les personnes qui font le sujet des observations 170e et 172e, quoique parvenues à un âge éloigné de la puberté, végétaient dans un état d'atonie et de langueur; les eaux de Bagnols, en imprimant à tout l'organisme plus de force et d'énergie, opérèrent très promptement la crise menstruelle. Plusieurs organes se congestionnaient par un défaut de menstruation (observations 173e et 174e); sous l'influence minérale, la matrice devint un centre d'excitation qui, en provoquant les règles, rétablit l'équilibre dans l'économie. En faisant cesser un certain état morbide qui était survenu à l'occasion d'un refroidissement subit, les eaux rétablirent le cours des menstrues qui étaient arrêtées depuis long-temps (observations 175e et 176e); par une distribution plus égale de la sensibilité, ou par la cessation d'un excès d'irritabilité, elles régularisèrent non-seulement l'évacuation périodique, qui ne se faisait que d'une manière incomplète, mais encore elles firent disparaître les douleurs qui la précédaient ou l'accompagnaient (observations 177e, 178e, et 179e). Lorsqu'à raison d'une maladie incurable de quelque organe important, le flux menstruel n'a plus lieu, il n'y a rien à attendre des eaux (observation 180e.)

§ XXXVII. Flueurs blanches.

181e *Observation.* — R...., de Sainte Croix (Lozère), âgée de 42 ans, ayant laissé ses pieds dans l'eau froide pendant une demi-journée qu'elle passa à laver du linge, fut atteinte d'une perte blanche qui lui avait duré seize mois. Les eaux de Bagnols en boisson, en bains de la piscine, et quelques injections vaginales mirent fin à cette maladie.

182e *Observation.* — La femme Paradis, de Chaliac, commune de Saint-Étienne (Lozère), âgée de 35 ans, ayant gardé sur le corps des habits mouillés, un jour qu'elle avait ses règles, fut prise d'une perte en blanc fort incommode. Les eaux de Bagnols, en boisson et en étuves, dissipèrent cet écoulement dans l'espace de cinq à six jours.

183e *Observation.* — Madame P..., de Villefort (Lozère), âgée de 44 ans, à la suite d'une sueur arrêtée, contracta une leucorrhée très abondante de couleur verdâtre. Il n'y avait rien d'anormal au col, ni au corps de la matrice. Elle prit les eaux de Bagnols en boisson et en bains de la piscine; après vingt jours de traitement, il n'y avait plus de traces de flux leucorrhéique.

184e *Observation.* — B..., de Mende, âgée de 33 ans, était sujette depuis long-temps à une maladie de la peau de nature dartreuse. Cette affection s'étant dissipée spontanément, un écoulement très abondant, blanc et séreux se manifesta aux parties sexuelles. Les eaux de Bagnols employées en boisson, en bains et en douches vaginales, pendant trois saisons consécutives, tarirent cette sécrétion anormale.

185e *Observation.* — Madame B..., de Saint-Flour, âgée de 37 ans, avait des flueurs blanches depuis la disparition d'une dartre qu'elle avait à la jambe. Les eaux de Bagnols, employées en boisson, en bains et en douches vaginales, appelèrent sur la peau une éruption prurigineuse, qui fut suivie de la cessation de l'écoulement vaginal. Cette dame continua encore à prendre les eaux pendant trois années, pour se débarrasser de tout vice herpétique.

186e *Observation.* — M..., de Mende, âgée de 40 ans, d'un tempérament flegmatique, avait la santé altérée par des pertes blanches qu'elle avait habituellement. Après un mois de l'emploi des eaux de Bagnols en boisson, en bains et en injections vaginales, la maladie était réduite à peu de chose.

187e *Observation.* — Mme V..., du Puy, d'une constitution lymphatique, avait des flueurs blanches qui duraient pendant tout l'intervalle qui séparait les deux époques menstruelles. Elle prit pendant plusieurs années les eaux de Bagnols, qui procurèrent le tarissement de l'écoulement leucorrhoïque.

188e *Observation.* — Mme J..., d'Uzès, âgée de 55 ans, avait la muqueuse vaginale relâchée au point qu'elle faisait saillie au dehors, et donnait issue à des mucosités blanches. La continuation des eaux de Bagnols pendant plusieurs années remit la muqueuse du vagin à sa place et remédia à la sécrétion muqueuse surabondante.

189e *Observation.* Mme G. âgée de 28 ans, vint à Bagnols en 1826 pour se délivrer d'une perte blanche qui l'inquiétait d'autant plus, qu'elle n'avait point été soulagée par les remèdes qu'on lui avait fait prendre. Les eaux de Bagnols, dont elle fit usage en bains et en boisson, déterminèrent vers le douzième jour des pustules syphilitiques à la peau et des ulcères au fond du palais, et indiquèrent les vrais moyens curatifs.

189e *Observation (bis).* Mme J.., âgée de 30 ans, éprouvait une douleur sourde au fond du vagin, avec écoulement d'un liquide âcre qui excoriait les parties qu'il traversait. Le col utérin était engorgé et douloureux à la pression. Le ventre était tendu et sensible à la pression, notamment à la région hypogastrique. Cette dame passa dix jours à Bagnols où elle prit des bains et des douches. Elle s'en retourna plus souffrante que lorsqu'elle arriva.

190e *Observation.* — J..., de Mende, âgée de 54 ans, était tombée insensiblement dans le marasme par de grandes pertes qu'elle avait tantôt en blanc et tantôt en rouge, accompagnées de douleurs lancinantes dans le fond du ventre; la matrice était abaissée, son col était bosselé et dur; il donnait du sang et du pus à la moindre pression. Cette femme voulut essayer les eaux de Bagnols, mais elle les cessa au bout de six jours, parce qu'elles faisaient prendre plus de gravité à sa maladie.

Réflexions. — Les eaux de Bagnols sont efficaces pour détruire les écoulements leucorrhéïques produits et entretenus par un dérangement dans les fonctions de la peau (observations 181e, 182e et 183e) ou par le déplacement d'un principe herpétique (observations 184e et 185e). Elles conviennent surtout aux femmes dont la matrice, lésée dans ses fonctions sécrétoires, verse habituellement des mucosités sans être enflammée, (observations 186e, 187e et 188e). Elles dissipent toute incertitude sur la nature de l'écoulement, en mettant en évidence la maladie vénérienne lorsqu'elle existe profondément cachée (observation 189e); elles sont contraires dans les leucorrhées qui tiennent à un état inflammatoire ou à l'irritation de l'organe utérin (observation 189e *bis*), et dans celles qui sont le produit d'une dégénérescence cancéreuse (observation 190e).

§ XXXVIII. Stérilité.

191e *Observation.* — « Madame la marquise de C.... (Mémoire de M. Bonnel de la Brageresse, page 39), mariée depuis deux ans, sans espoir de perpétuer l'ancienne et illustre maison où elle était entrée, vint à Bagnols, où la boisson des eaux et les bains qu'elle y prit produisirent l'effet désiré, en mettant l'évacuation périodique au point où elle doit être, et en procurant à la matrice la souplesse qui manquait à ses fibres, soit pour donner issue au sang menstruel d'une manière convenable, soit pour la disposer par là aux fonctions auxquelles la nature l'a destinée.

192e *Observation.* — « Madame T....., mariée depuis huit ans, qui, quoique réglée parfaitement n'avait pas donné le moindre espoir de fécondité, par rapport à une faiblesse qu'elle avait à la région lombaire, dont la matrice et les ligaments se ressentaient, éprouva l'efficacité des eaux en pareille circonstance. Leur boisson, et surtout les bains et les douches qu'elle y prit pendant plus de trois semaines, avec la modération que de tels remèdes exigent, opérèrent si bien l'effet désiré, qu'elle devint grosse peu de jours après son retour des eaux ; cette grossesse, qui fut très heureuse, a été suivie de plusieurs enfants sains et robustes. On joignait encore à tous ces secours l'application des boues en guise de cataplasme sur la partie faible.

193e *Observation.* — Madame B...., vint, par les conseils d'un célèbre médecin à Bagnols, pour y trouver des secours contre un dégoût ancien, des pesanteurs d'estomac et une stérilité de sept ans. Étant mariée depuis cette époque sans avoir fait encore aucun enfant, la cause de cette dernière maladie devait être rapportée à une rigidité des fibres de la matrice et à la petite quantité de l'évacuation périodique qui en résultait, évacuation qui ne revenait que de deux en deux ou de trois en trois mois. La boisson des eaux, et les bains qu'elle prit pendant trois mois, remédièrent à toutes ces causes ; l'appétit revint, l'estomac fit bien ses fonctions, les pesanteurs cessèrent, les règles parurent depuis cette époque chaque mois, la stérilité disparut, et elle accoucha enfin très heureusement d'une fille très bien portante. »

Réflexions. — Si les eaux de Bagnols rendent

certaines femmes aptes à la fécondité (observations 191e, 192e et 193e), c'est parce qu'elles régularisent les menstrues, donnent du ton aux femmes débiles, et qu'elles font disparaître des maladies qui s'opposent à la conception, particulièrement la chlorose et les flueurs blanches très abondantes.

§ XXXIX. Lésions traumatiques.

194e *Observation.* — Balmadier, de Malassagne, commune de Rieutort (Lozère), s'était blessé sur la rotule avec la pointe d'un couteau; le genou était resté gros et douloureux, et offrait un point fistuleux à l'endroit où l'instrument avait pénétré. Les douches de Bagnols dissipèrent très promptement l'engorgement articulaire, et cicatrisèrent l'ouverture fistuleuse.

195e *Observation.* — Martin, du Chambon (Lozère), vint à Bagnols pour une plaie avec perte de substance à la cuisse, suite d'un coup de hache; la jambe se trouvait dans un état d'extension continuelle. Par l'effet des bains et des douches de Bagnols, la plaie se ferma, et, au bout de vingt-cinq jours, la jambe malade fut aussi dégagée que l'autre.

196e *Observation.* — Barbieux, de Vabres (Aveyron), portait depuis dix mois une plaie calleuse à la jambe, suite d'un coup de pierre : elle avait un aspect pâle et blafard, et fournissait du pus mal élaboré. Les eaux de Bagnols guérirent cette plaie dans moins de vingt jours.

197e *Observation.* — Trebuchon, de la Guiole (Aveyron), avait depuis quinze mois une plaie à la jambe, laissant transsuder un liquide séreux, et entourée de callosités. Les douches de Bagnols établirent une suppuration de bonne nature et firent résoudre les callosités : la cicatrisation marcha presqu'à vue d'œil à partir du quatrième jour, et le vingt-unième jour la guérison était parfaite.

198e *Observation.*—Garnier, de Muret (Lozère), âgé de 46 ans, avait reçu un coup de couteau à la partie supérieure et postérieure de la cuisse. La plaie s'était fermée après cinquante-deux jours de suppuration, mais la jambe était restée fléchie sur la cuisse. Cet homme ne marchait qu'à l'aide de béquilles, quand il arriva à Bagnols. Les bains et les douches dont il fit usage en 1825, pendant quarante jours, rendirent au membre rétracté son mouvement et son premier état.

199e *Observation.* — « Le chevalier de Saint-Sauveur, lieutenant-général (Mémoire de M. Bonnel de la Brageresse, page 65), et M. le comte de Châteauneuf, avaient été blessés à la bataille de Fontenoi, le premier au coude du bras droit, et le second à la cuisse où la balle avait entraîné un morceau de drap qu'on ne fit point sortir avant de faire cicatriser la plaie. La douche de Bagnols rouvrit les plaies de ces guerriers distingués, assouplit la cicatrice, procura l'expulsion du morceau de drap et redonna aux membres la souplesse et la flexibilité dont ils étaient privés depuis plus d'un an. »

200e *Observation.* — « M. de Verrac, capitaine au régiment d'Auvergne, avait reçu, en 1760, une blessure au genou, qu'une balle avait percé de part en part; il lui était resté une roideur et une grosseur à cette partie, qui était ankylosée, et qui retenait la jambe fléchie considérablement; il alla au bout de deux ans à Montpellier, où, de six médecins ou chirurgiens qu'il consulta, deux furent pour la douche de Barèges, et quatre pour celle de Bagnols. La pluralité des voix l'emporta pour celle-ci, et M. de Verrac s'y rendit dans le plus triste état, marchant avec des béquilles, le genou fort gros et la jambe très fléchie. Il n'eut pas plus tôt douché la partie, que la tumeur au genou se dissipa, et qu'il fléchit la jambe; il quitta ses béquilles; le genou reprit sa grosseur naturelle, sa souplesse et sa liberté dans les mouvements; la jambe se redressa; et, après quinze jours, il fut en état de danser. Il y revint l'année d'après sans besoin, et uniquement par reconnaissance. »

Réflexions. — Cette dernière observation est très intéressante par les résultats heureux qu'eurent les eaux de Bagnols sur la blessure de M. de Verra. Il est utile de rappeler à ce sujet que plusieurs médecins de Montpellier employaient nos eaux en 1760, de préférence à celles de Barèges, contre les blessures les plus graves. Cette supériorité d'action reconnue par une faculté célèbre à nos eaux, qui l'emportaient sur les sources des Pyrénées par de nombreuses et brillantes guérisons, existe aujourd'hui comme autrefois, et l'on peut dire qu'elles sont de la plus grande utilité pour favoriser la cicatrisation des plaies dont la guérison se fait trop long-temps attendre, à raison d'une disposition vicieuse, soit locale ou générale; en outre elles sont le meilleur moyen qu'on puisse opposer aux cicatrices, tantôt pour relâcher des brides qui gênent les mouvements, tantôt pour calmer les douleurs dont elles sont quelquefois le siége.

§ XL. Ulcères.

201e *Observation.* — Barrès, de Laval (Lozère), âgé de 53 ans, portait depuis deux ans un ulcère variqueux à la jambe, qui était fort enflée. L'usage de la douche de Bagnols pendant dix-sept jours le cicatrisa, et remit la jambe dans son état naturel.

202e *Observation.* —Roche, de Mende, âgé de 68 ans, arriva à Bagnols avec un ulcère à la jambe, de plusieurs pouces de diamètre. La douche le guérit radicalement, après un traitement de vingt-quatre jours.

203e *Observation.* — Teissier, d'Inos (Aveyron), âgé de 48 ans, prit, en 1826, les eaux de Bagnols en bains et en douches, pour un ulcère qu'il avait depuis onze mois à une jambe, et qui avait résisté aux traitements les plus méthodiques et les mieux suivis. Sous l'influence des bains minéraux, l'ulcère se rétrécit peu à peu, et ainsi de suite, jusqu'à une cicatrisation complète.

204e *Observation.* — Teissèdre, de Saint-Gilles (Gard), âgé de 51 ans, vint à Bagnols, en 1826, pour plusieurs ulcères qu'il avait au bras gauche, présentant des indurations et des callosités. Par l'effet des douches et des bains, les callosités disparurent, des bourgeons charnus de bonne nature se développèrent sur tous les points ulcérés, qui, après avoir diminué insensiblement d'étendue et de profondeur, se cicatrisèrent en vingt jours.

205e *Observation.* — Dubois, des Salesses, commune d'Allenc (Lozère), âgé de 60 ans, était atteint depuis dix-huit mois de deux ulcères à la jambe droite, et d'un autre à la jambe gauche. Au bout de vingt-cinq jours des bains et des douches de Bagnols, la circonférence de ces ulcérations était resserrée de beaucoup, et la guérison marchait à grands pas.

206e *Observation.* — Prouzet, de Saint-André

(Gard), âgé de quarante-quatre ans, avait à la jambe une large ulcération bordée de callosités : elle fut presque complétement fermée, aprés trente-deux jours de l'emploi des bains et des douches de Bagnols.

207e *Observation.* — Lapeyre, d'Alais, âgé de trente-neuf ans, se rendit à Bagnols pour un ulcère qui occupait presque la moitié d'une jambe; aprés un mois et demi de l'usage des bains et douches, cette large ulcération touchait à sa fin.

Réflexions. — On applique les eaux de Bagnols avec beaucoup de succès non-seulement aux ulcères anciens, idiopathiques, dans lesquels l'action vitale manque d'énergie pour opérer les transformations successives dont se compose le travail de la cicatrisation, mais encore à toute surface ulcérée qui dépend de causes spéciales susceptibles d'être combattues par ce genre de médication ; les bains provoquent une excitation générale qui met en jeu la puissance plastique; les douches, en déterminant une fièvre locale, augmentent la suppuration, favorisent la détersion de l'ulcère et le ramènent à l'état d'une plaie simple. On sait que l'opiniâtreté des ulcères fistuleux, suite de coups de feu, est due souvent à quelque morceau de chemise, de drap qui y est retenu ; la nouvelle inflammation que suscitent les douches facilite l'expulsion de ces corps étrangers.

§ XLI. Nécrose.

208e *Observation.* — Picard, de Mende, âgé de treize ans, prit en 1826 les bains et les douches de Bagnols pour une nécrose du tibia : sous l'influence des eaux, une esquille de plusieurs pouces de long tomba au bout de dix jours ; la plaie marcha ensuite rapidement vers la cicatrisation.

209e *Observation.* — Cordesse, de Bramonas (Lozère), âgé de vingt-sept ans, avait une portion de l'humérus nécrosée ; il y avait plusieurs ouvertures fistuleuses autour du bras ; un fragment d'os vacillait au milieu des chairs fongueuses et saignantes : les eaux de Bagnols, employées pendant vingt-cinq jours, obtinrent l'expulsion de l'os frappé de mort.

210e *Observation.* — Marie Gervais, de Vernoux (Ardèche), âgée de trente-quatre ans, fit usage pendant plusieurs années des eaux de Bagnols pour des fistules qu'elle avait à la cuisse ; à chaque traitement, ces remèdes procuraient l'issue d'un grand nombre de parcelles osseuses, et l'oblitération de quelque sinus fistuleux.

211e *Observation.* — Marianne Stevenon, d'Aumont (Lozère), âgée de quinze ans, avait plusieurs ulcères fistuleux autour de la cuisse, qui était fort grosse et à demi-fléchie sur le bassin : les eaux de

Bagnols, dont elle fit usage en 1838, tant en bains qu'en douches, déterminèrent l'expulsion de plusieurs fragments osseux, diminuèrent considérablement l'engorgement de la cuisse, et rendirent la jambe plus libre.

212e *Observation.* — Rabier, du Buisson (Lozère), âgé de quinze ans, à la suite de l'immersion de ses pieds dans l'eau froide, fut atteint de plusieurs dépôts à la jambe, et leur ouverture était restée fistuleuse : il fit usage à Bagnols, en 1827, des bains et des douches, qui firent sortir une portion d'os fort large, et longue de quatre pouces : les trajets fistuleux se cicatrisèrent aussitôt.

213e *Observation.* — Brebion, de Mèze (Hérault), âgé de vingt-quatre ans, ayant le système glanduleux engorgé, avait quatre ouvertures fistuleuses à la jambe gauche ; une sonde, qu'on faisait arriver avec facilité jusqu'à une surface osseuse, rendait évidente l'existence d'une nécrose du tibia : ce jeune homme prit les eaux de Bagnols pendant six semaines, en boisson, en bains et en douches; trois mois après, la chute de l'os nécrosé s'opéra d'elle-même.

Réflexions. — Il est rare qu'on soit obligé de venir par quelque opération au secours des malades qui, atteints de nécrose, ont recours aux eaux de Bagnols. En exaltant la sensibilité des parties affectées, ces eaux accélèrent la séparation de la portion d'os nécrosée, et l'expulsent au dehors avec beaucoup de ménagement, et quelquefois très promptement (observations 208ᵉ et 209ᵉ); elles agissent avec plus de lenteur lorsque la nécrose est profonde ou que l'os est altéré sur une grande surface (observations 210ᵉ et 211ᵉ); elles combattent la diathèse générale lorsque la maladie est liée à un principe rhumatismal (observation 112ᵉ) ou à un vice scrofuleux (observation 113ᵉ).

§ XLII. Carie.

214ᵉ *Observation.* — Jouilhac, de Saint-Jean (Gard), âgé de dix-sept ans, fut porté à Bagnols pour une carie des os de la main; le mal existait depuis deux ans, et se présentait sous la forme d'un ulcère fistuleux qui laissait suinter un liquide fétide qui tachait en noir les linges qu'on y appliquait : les eaux, en boisson, en bains et en douches, avaient l'avantage, chaque fois qu'elles étaient employées, de ramener la suppuration à de meilleurs caractères, et l'ulcère à un état voisin de guérison.

215ᵉ *Observation.* — Laffore, d'Aurillac, âgé de treize ans, fut conduit à Bagnols, en 1827, pour une carie des os du tarse, qui datait depuis vingt-sept mois. En parvenant avec une sonde jusqu'au siége du mal, on sentait un ramollissement du tissu osseux ; les eaux lui furent données, pendant plusieurs années consécutives, en boisson, en bains et en douches : elles procurèrent la destruction de la carie, en nécrosant toute la surface osseuse altérée, qui tomba à la longue par exfoliation.

216ᵉ *Observation.*— Réveil, de Milhau, âgé de dix-neuf ans, arriva à Bagnols avec une carie de l'os coxal ; elle se présentait sous la forme de trois fistules répandues autour de la hanche ; une sonde pénétrait avec facilité dans la substance de l'os ; la cuisse était fléchie sur le bassin, et la jambe sur la cuisse. Après quarante jours de l'usage de la boisson des eaux, des bains et des douches, la contracture des muscles de la cuisse sur le bassin était dissipée, celle des fléchisseurs de la jambe persistait à demi : deux fistules sur trois étaient fermées.

217ᵉ *Observation.* — R..., du Mas-d'Orsière (Lozère), âgé de vingt-huit ans, de mauvaise constitution, avait les os du pied cariés ; une sonde, portée à travers un sinus fistuleux, faisait reconnaître que la substance des os était profondément ramollie et criblée d'un nombre infini de petits trous : il prit pendant un mois les eaux de Bagnols, qui n'eurent pas même l'avantage de le soulager.

Réflexions. — Les eaux de Bagnols, en augmentant la force des mouvements organiques, provoquent dans les tissus malades des adhérences salutaires, ou bien elles convertissent quelquefois la carie en nécrose. En détruisant une diathèse morbide sur un jeune sujet, elles peuvent, dans certains cas, amener l'organisme à des conditions telles que la maladie osseuse disparaît ensuite spontanément.

§ XLIII. Suites d'entorses.

218e *Observation.* — Paradis, de Varazons, commune de Saint-Etienne (Lozère), fut porté à Bagnols, en 1824, pour une entorse; la maladie affectait la cheville gauche, et datait de plusieurs mois; il y avait de la douleur et du gonflement; la marche était très pénible : après seize à dix-huit douches, le gonflement avait presque tout-à-fait disparu, les mouvements du pied étaient devenus plus faciles et plus étendus.

219e *Observation.*—Aubier, de Quissac (Gard) arriva à Bagnols en 1835, pour remédier aux accidents d'une entorse qu'il s'était faite au pied; il était obligé de se faire porter pour le moindre déplacement, à cause de l'engorgement et de la douleur articulaire. Les eaux, en bains tempérés et en petites douches, effacèrent dans vinq-cinq jours toute trace de maladie.

220e *Observation.*—Cénat, de Saugues (Gard), avait été retenu long-temps au lit pour une entorse du genou. Un gonflement chronique s'était emparé de cette articulation, et maintenait la jambe dans un état de demi-flexion. Les bains tempérés de Bagnols, avec le concours des petites douches, firent disparaître le gonflement et la rigidité articulaires.

221e *Observation.* — Salet, d'Uzès, vint à Bagnols en 1837, pour une raideur articulaire qui avait succédé à une entorse du coude; après un mois de l'emploi des bains et des douches, il partit parfaitement rétabli.

222e *Observation.*—Gillet, de Saint Rome (Gard), avait l'articulation du pied gauche fortement endommagée par suite d'une entorse qui avait été long-temps méconnue et prise pour une luxation. Cet homme avait eu à supporter des tractions très douloureuses qui n'avaient servi qu'à ajouter aux déchirures des ligaments et des autres tissus articulaires. Arrivé à Bagnols, il fut soumis pendant un mois aux bains et aux petites douches, qui le soulagèrent beaucoup.

Réflexions. — Les eaux de Bagnols administrées en bains et en douches sont très utiles pour remédier aux accidents qui accompagnent les entorses dont la guérison se fait trop long-temps attendre. Elles dissipent les engorgements lymphatiques et rendent aux parties affectées la souplesse et l'élasticité qui leur sont indispensables.

§ XLIV. Suites de luxation.

223e *Observation.* — Texier, d'Agréve (Ardèche), fit un chute qui eut pour résultat la luxation du bras; la réduction n'en put être opérée, malgré de nombreuses tentatives convenablement faites. Quatre mois après cet accident, cet homme se rendit à Bagnols, où il prit des bains et des douches pendant un mois; lorsqu'il fut de retour chez lui, il tenta de nouveau la chance d'une réduction, qui eut le succès le plus complet, par la rentrée de l'os dans sa cavité naturelle.

224e *Observation.* — Soulier, de Pierre Sèche, commune de Barjac (Lozère), arriva à Bagnols avec une luxation du pied gauche qui était très enflé et très difforme; après avoir pris pendant quinze jours des bains et des douches, il alla trouver un empirique qui remit alors facilement les parties à leur position normale.

225e *Observation.* — Duclaux, de Fontans (Lozère), avait une luxation du coude, dont la réduction n'avait pu être faite; les surfaces articulaires avaient cessé de se correspondre depuis deux ans. Par l'effet des eaux de Bagnols, l'articulation contre nature devint plus mobile, et l'usage du bras fut en partie recouvré.

226e *Observation.*—Robert, de Chazeaux, commune de Saint-Frézal (Lozère), avait le poignet de la main droite tout difforme par suite de luxation non réduite. Il prit à Bagnols des bains et des douches qui dégorgèrent tellement les tissus, que, quoique les os ne fussent pas à leur place, il put se servir de sa main comme si elle n'avait jamais été luxée.

227e *Observation.* — Guillon, de Milhau, avait depuis quatre ans une dislocation des os de la jambe avec ceux du pied; la marche ne pouvait avoir lieu qu'au moyen de béquilles; la jambe était fort amaigrie et sans force; la jointure du pied semblait être menacée d'une désorganisation prochaine. Cet homme, en s'aidant des moyens mécaniques pendant l'administration des eaux de Bagnols qu'il prit à différentes fois, était presque parvenu à faire correspondre les surfaces articulaires de son pied.

Réflexions. — Après l'administration des bains et des douches de Bagnols, on trouve souvent plus de facilité pour faire rentrer l'os dans sa cavité naturelle, lorsque la luxation n'a pu être réduite dans le commencement à cause de divers accidents qui qui sont survenus (observations 223e et 224e). Dans les déplacements anciens, où les os ne peuvent pas retourner dans leurs positions normales, il résulte toujours cet avantage des eaux, qu'elles calment les douleurs, dissipent les rigidités, et remédient à l'impuissance consécutive du membre (observations 225e, 226e, et 227e).

§ XLV. Suites de fracture.

228e *Observation.* — La femme Molesse, de Rieutort (Lozère), avait gardé pendant plusieurs mois le lit pour une fracture du fémur. La cuisse était restée douloureuee et difforme ; il y avait un raccourcissement du membre de plusieurs pouces. Elle fit usage en 1836 des bains et des douches de Bagnols ; au bout de quelques jours elle commença à pouvoir marcher à l'aide d'un bâton, tandis qu'auparavant elle était réduite à une immobilité presque complète.

229e *Observation.* —Joséphine Fabre, de Rieutort (Lozère), avait eu la jambe fracturée en plusieurs endroits. Elle ne pouvait se soutenir qu'avec des béquilles, lorsqu'elle fut portée à Bagnols en 1836 : les bains et les douches la mirent bientôt en état de pouvoir appuyer la jambe sans souffrir, et de marcher sans aucun appui étranger.

230e *Observation.* — Legris, de Saint-Léger (Lozère), s'était fracturé l'humérus à son tiers inférieur ; depuis cet accident, le bras était resté roide et douloureux. Les eaux de Bagnols dissipèrent en vingt jours la douleur et la rigidité.

231e *Observation.* — Jeanneton Broués, des Laubier (Lozère), marchait depuis un an avec des béquilles, par suite d'une fracture au col du fémur; il y avait beaucoup de douleur et d'engorgement à la région de la hanche; la jambe était plus courte que l'autre de trois pouces. Cette femme quitta ses béquilles à Bagnols, après avoir pris des bains et des douches pendant trente-deux jours.

232e *Observation.*—M. de Gourgas, chef d'escadron de gendarmerie à Nismes, fit une chute de plusieurs toises de haut, qui eut pour résultat un grand nombre de fractures des os des membres et du tronc, avec paraplégie : en proie aux douleurs les plus violentes, condamné à une immobilité complète, ce malade s'est rétabli à Bagnols autant qu'il était possible de l'espérer ; à la cinquième année de l'usage des eaux, il pouvait faire facilement à pied une promenade de plus d'une lieue.

Réflexions. — C'est le cas de dire ici qu'on se chauffe plus d'une fois à Bagnols avec des béquilles qu'y déposent chaque année de nombreux malades, atteints, après la consolidation de fractures, de gêne, de roideur dans les articulations, de faiblesse dans les membres.

CHAPITRE VI.

NOTE SUR LES NOUVELLES SOURCES THERMALES QUI ONT ÉTÉ DÉCOUVERTES A BAGNOLS.

Avant 1836, on ne connaissait à Bagnols qu'une seule source thermale ; mais, depuis cette époque, il en a été découvert plusieurs autres au voisinage de l'ancienne ; elles sortent, comme cette dernière, de la roche schisteuse, à travers des pyrites qui leur livrent passage ; elles diffèrent entre elles par leur volume, leur chaleur, et les principes qui les minéralisent.

La plus importante de ces nouvelles sources est appelée *ferrugineuse*, à cause du fer qu'elle contient. Elle fournit 36 litres d'eau à la minute. Sa température est de 33 degrés et demi, therm. Réaumur. Au moment où elle sort du rocher, elle donne lieu à un dégagement de gaz hydrogène sulfuré, d'acide carbonique et d'azote. Ce dégagement de gaz s'opère avec bruit; il est intermittent, et l'intermittence ne dure pas au-delà d'une minute : on y trouve du péroxide de fer carbonaté, des traces de sulfure de sodium; du carbonate de soude, de chaux et de magnésie; du sulfate de chaux, de la silice et de la glairine.

Cette eau est stimulante et résolutive; elle porte puissamment à la transpiration; on en fait une heureuse application dans une foule de maladies chroniques, chez des personnes faibles et délicates, et dans un grand nombre de cas où l'eau de l'ancienne source, qui est beaucoup plus sulfureuse et plus active, produit trop d'excitation.

On a déjà utilisé avec beaucoup de succès une autre source qu'on appelle *douce*, parce que son eau est infiniment plus douce que celle des autres. Sa température ne s'élève qu'à 27 degrés R.; elle ne laisse point échapper de gaz à son point d'émergence; les matières fixes s'y trouvent en petite portion avec du per-oxide de fer et une grande abondance de glairine.

Cette eau, peu chargée de principes excitants, et d'une température naturelle peu élevée, est employée, soit en bains, soit en boisson, comme tempérante et légérement tonique. Elle est très favorable dans les affections nerveuses, ou quand il y a menace de quelque maladie organique.

TABLEAUX SYNOPTIQUES.

TABLEAU SYNOPTIQUE N° 1

Des malades venus aux eaux de Bagnols, depuis le 15 mai jusqu'au 15 octobre 1824, adressé à l'Académie royale de médecine de Paris par M. Barbut, inspecteur de ces eaux.

MALADIES pour lesquelles ils sont venus aux eaux.	Nombre.	PARTIS.			Guéris ou soulagés après départ.
		Guéris.	Soulagés.	Dans le même état.	
Diverses espèces de rhumatisme.	508	167	153	68	120
Rigidité des membres.	119	41	31	16	31
Névroses.	32	9	10	8	5
Paralysies.	33	8	11	9	5
Maladies de la peau.	112	27	26	21	38
Scrofules.	54	11	23	5	15
Goutte.	9	»	9	»	»
Catarrhes pulmonaires.	45	29	6	3	7
Catarrhes gastriques.	23	10	6	2	5
Asthme.	42	8	19	11	4
Surdité.	32	18	4	8	2
Tumeur blanche.	31	7	11	3	10
Rachitis.	15	»	12	3	»
Fleurs blanches.	27	7	8	8	4
Aménorrhée.	16	9	»	3	4
Stérilité.	10	»	»	6	4
Ulcères.	31	7	7	5	12
Nécrose.	65	8	12	33	12
Suites de fracture.	60	14	40	6	»
Ankylose imparfaite.	30	8	10	»	12
Hommes, 838 } Femmes, 456 } 1294	1294	338	398	218	290

Trois cents malades atteints de diverses maladies ne sont point compris dans ce tableau, faute de renseignements suffisants.

TABLEAU SYNOPTIQUE N° 2

Des malades venus aux eaux de Bagnols, au nombre de quinze cents, pendant le cours de l'année 1837, dressé par M. Blanquet, inspecteur de ces eaux, dont il n'a donné connaissance que des résultats suivants :

MALADIES pour lesquelles ils sont venus aux eaux.	Nombre.	PARTIS.			Guéris ou soulagés après départ.
		Guéris.	Soulagés.	Dans le même état.	
Rhumatisme.	459	156	199	104	
Paralysie.	54	10	21	23	
Dartres.	96	21	59	36	
Scrofuleux.	78	17	38	83	

Extrait du rapport fait au nom de la commission des eaux minérales pour l'an 1837, et lu à l'Académie royale de médecine, le 5 février 1839, par M. Ph. Patissier, membre de l'Académie royale de médecine, etc., etc. (Voyez *Bulletin de l'Académie royale de médecine*, Paris, 1839, t. 3, pag. 505, 508, 510, 512).

Les tableaux suivants permettent de voir, d'un seul coup d'œil, les résultats obtenus aux eaux de Bagnols comparés avec d'autres établissements thermaux.

TABLEAU No 3.

NOMS des maladies.	NOM de l'établissement.	Nombre de chaque maladie.	Nombre des malades guéris.	Nombre des malades soulagés.	Nombre des malades traités sans succès.	Nombre des malades guéris ou soulag. après leur départ des eaux.
Rhumatisme muscul.	Bourbonne.	118	51	54	13	»
Rhumat. arthritiq.	*id.*	66	25	37	4	»
Rhumat. muscul.	Barèges.	98	56	30	12	»
Lumbago.	*id.*	6	3	3	»	»
Rhumat. muscul.	Rennes (Aude).	110	15	35	60	»
Rhumatismes.	Gréoulx.	83	5	48	30	24
Lumbago.	*id.*	27	2	19	6	8
Rhumatismes.	Bagnols (Lozère).	459	156	199	104	182
Rhumat. muscul.	Bourbon-l'Archambault (2).	957	480	400	77	»
Rhumat. articul.	*id.*	850	415	425	10	»
Rhumat. muscul.	Néris.	26	2	20	4	10
Rhumat. articul.	*id.*	24	2	19	3	9
Rhumat. nerveux.	*id.*	50	»	25	5	9
Rhumat. *id.*	Bains.	37	12	18	7	8
Rhumat. articul.	*id.*	16	3	13	»	»

TABLEAU N° 4.

NOMS des maladies.	NOM de l'établissement.	Nombre de chaque maladie.	Nombre des malades guéris.	Nombre des malades soulagés.	Nombre des malades traités sans succès.	Nombre des malades guéris ou soulag. après leur départ des eaux.
Paralysies diverses.	Bourbonne.	25	6	12	7	»
Paralysies diverses.	Bourbon l'Archambault (1).	310	91	200	19	»
id. *id.*	Balaruc.	5	2	3	»	»
Paralysies rhumatiq.	Rennes (Aude).	34	4	10	20	5
id diverses.	Néris.	23	»	17	6	4
Hémiplég. rhumat.	Mont-Dore.	11	2	8	4	1
Paralysies diverses.	Bagnols (Lozère).	54	10	21	23	19
Paralysies des membres inférieurs.	Barèges.	5	4	1	»	»

(1) de 1824 à 1833. (2) de 1824 à 1833.

TABLEAU No 5.

NOMS des maladies.	NOM de l'établissement	Nombre de chaque maladie.	Nombre des malades guéris.	Nombre des malades soulagés.	Nombre des malades traités sans succès.	Nombre des malades guéris ou soul. après le départ des eaux.
Affection dartreuse.	Bagnères de Luchon.	68	24	37	7	»
id.	Bagnols (Lozère).	96	21	39	36	»
id.	Gréoulx.	64	14	42	8	»
id.	Bourbon-l'Archambault (1).	210	36	174	»	»
id.	Bourbonne.	61	14	29	18	»
id.	Mont-Dore.	19	6	7	6	6
id.	Néris.	7	»	6	1	»
id.	Bains.	4	1	3	»	»

TABLEAU No 6.

NOMS des maladies.	NOM de l'établissement	Nombre de chaque maladie.	Nombre des malades guéris.	Nombre des malades soulagés.	Nombre des malades traités sans succès.	Nombre des malades guéris ou soul. après le départ des eaux.
Engorg. scrofuleux.	Mont-Dore.	12	»	5	7	»
Engorgem. des glandes sous-maxillaires.	*id.*	7	3	1	3	»
Affection scrofuleuse.	Balaruc.	13	»	5	8	»
Engorgem. lymphat. Abcès, ulcères, traj. fist.	Bourbonne.	132	57	62	13	»
Ulcères scrofuleux.	Bourbon-l'Archambault.	43	18	15	10	»
Scrofules.	Néris.	4	»	2	2	1
Scrofules.	Bagnols (Lozère).	78	17	38	23	40
Maladies scrofuleuses.	Bagnères de Luchon.	41	14	10	17	9
id.	Bains de mer (Boulogne).	9	3	6	»	»

(1) de 1824 à 1833.

LISTE

DES OUVRAGES QUI ONT ÉTÉ PUBLIÉS SUR LES EAUX THERMALES DE BAGNOLS-LES-BAINS (LOZÈRE).

Nous croyons utile d'indiquer ici, comme complément de notre ouvrage, la liste des écrits qui ont traité des eaux de Bagnols ; cet index peut servir à l'histoire de la médecine et conserver le souvenir de productions estimables.

L'Hydro-Thermopotie des nymphes de Bagnols en Gevaudan, ou les Merveilles des eaux et des bains de Bagnols ; par Michel Baldit. Lyon, 1651, in-8°. Cet ouvrage ne donne qu'une connaissance très imparfaite des eaux de Bagnols. L'auteur a chanté les vertus de ces eaux dans les vers suivants qu'il a mis à la tête de son ouvrage, et qui, en même temps qu'ils font voir que l'auteur n'était pas meilleur poète que médecin, sont une preuve évidente de sa prévention en faveur des eaux de Bagnols :

> Venez donc, altérés, dégoûtés, hydropiques,
> Graveleux, oppilés, enroués, asthmatiques,
> Indigents d'estomac, catharreux de cerveau,
> Ictérics, assiégés de coliques encore,
> Et vous que le mal prend et poursuit en rémore;
> Venez, je vous remonds à ce fleuve nouveau.

Examen de la nature et des eaux minérales qui se trouvent dans le Gevaudan, par Samuël Blanquet; Mende, 1718, in-8°. Le quatrième chapitre traite des eaux, bains et étuves de Bagnols.

Dissertation sur la nature, l'usage et l'abus des eaux thermales de Bagnols en Gevaudan; par M. Bonnel de la Brageresse; Mende, 1774, in-8°. Cet ouvrage mérite d'être consulté; il contient la description des eaux de Bagnols, de leurs propriétés physiques et chimiques, et plusieurs observations pratiques que nous avons utilisées.

Lettres sur les eaux thermales de Bagnols en Gevaudan (Nature considérée, 1774, tome 4, page 335). Cette lettre contient une notice sur ces eaux par Estève.

Traité analytique des eaux minérales, par Raulin; Paris, 1774, in-12. Le chapitre IX du second volume concerne les eaux de Bagnols.

Notice sur les eaux de Bagnols, par M. de Valdenuit (Mémoires de la Société d'agriculture de Mende, année 1828). Nous avons donné dans notre ouvrage un extrait de cette notice intéressante.

Précis historique sur les eaux minérales, par J.-L. Alibert; Paris, 1826, 1 vol. in-8°. On lit, page 438, un article sur les eaux de Bagnols.

Guide aux eaux minérales de France, par M. Isid. Bourdon, deuxième édition; Paris, 1837, in-18, pag. 161.

Manuel des eaux minérales naturelles, par Ph. Patissier et Boutron-Charlard, 2e *édition augmentée*; Paris, 1837, 1 vol. in-8°. Un article, page 173, est consacré aux eaux de Bagnols.

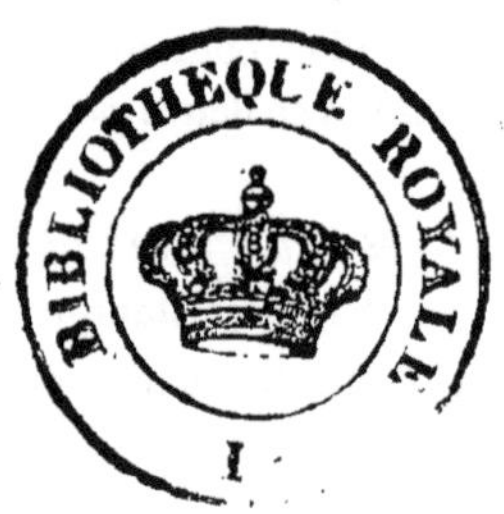

TABLE DES MATIÈRES.

Pages

CHAPITRE IV.

CHAPITRE V.

CHAPITRE VI.

FIN.

Etablissement Thermal.

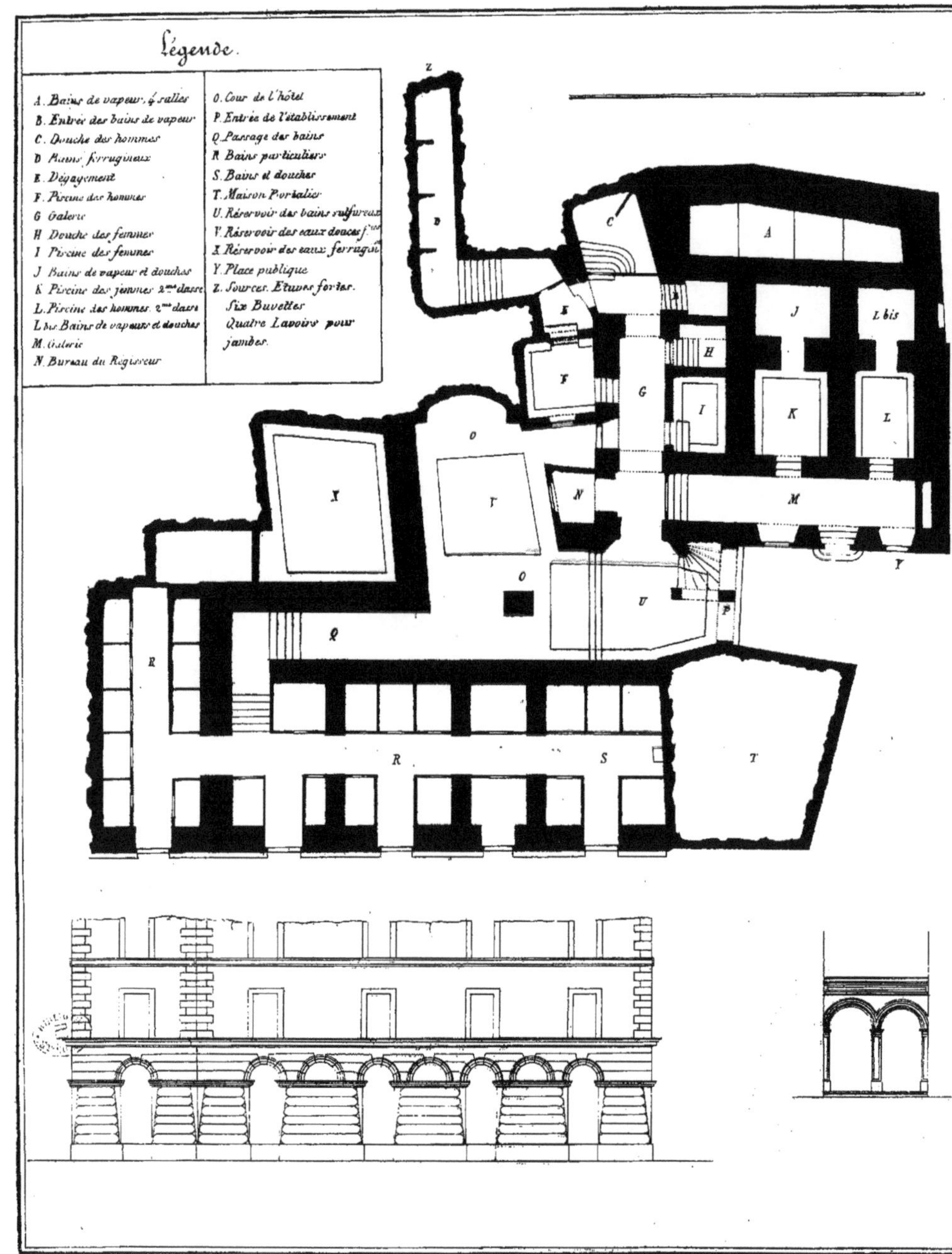

Imp. Lemercier, Bena...

www.ingramcontent.com/pod-product-compliance
Ingram Content Group UK Ltd.
Pitfield, Milton Keynes, MK11 3LW, UK
UKHW021142260726
13994UKWH00001B/263

9 782329 163529